実地医家のための
結核診療の手引き
Handbook of Tuberculosis for Clinical Practice

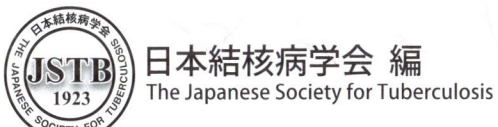
日本結核病学会 編
The Japanese Society for Tuberculosis

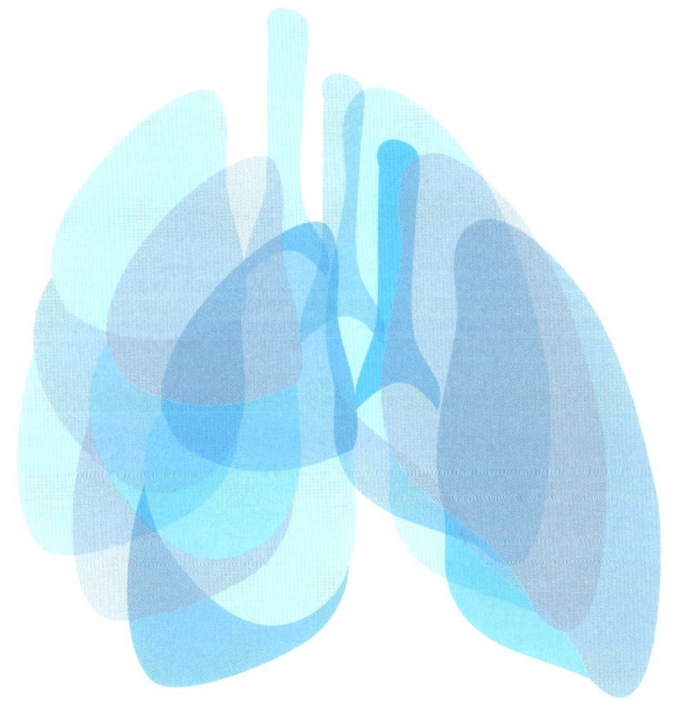

南江堂

『実地医家のための結核診療の手引き』
（編集：日本結核病学会）

■ 執　筆（五十音順）

阿彦	忠之	山形県健康福祉部
猪狩	英俊	千葉大学医学部附属病院感染制御部・感染症内科
大崎	能伸	旭川医科大学病院呼吸器センター
加藤	誠也	公益財団法人結核予防会結核研究所
門田	淳一	大分大学医学部呼吸器・感染症内科学講座
齋藤	武文	国立病院機構茨城東病院胸部疾患・療育医療センター
佐々木結花		公益財団法人結核予防会複十字病院呼吸器センター 呼吸器内科
重藤えり子		国立病院機構東広島医療センター
鈴木	榮一	新潟大学医歯学総合病院
鈴木	公典*	公益財団法人ちば県民保健予防財団
露口	一成	国立病院機構近畿中央胸部疾患センター臨床研究センター 感染症研究部
永井	英明	国立病院機構東京病院呼吸器センター
成田	友代	東京都福祉保健局
藤田	明	東京都保健医療公社多摩南部地域病院
御手洗	聡	公益財団法人結核予防会結核研究所抗酸菌部

*責任編集者・理事長
　（執筆者の所属などは 2016 年 4 月時点）

利益相反に関して
　日本結核病学会では医学研究等事業の公正性，透明性を確保するため，本学会の刊行物出版に際して利益相反状態を把握し開示する方針をとっています．「結核診療の手引き」を発刊するにあたり，MSD 株式会社，杏林製薬株式会社，グラクソ・スミスクライン株式会社，中外製薬株式会社，日本ベーリンガーインゲルハイム株式会社，ノバルティス ファーマ株式会社，ファイザー株式会社（企業名は 2016 年 4 月現在の名称．50 音順）から講演等に伴う謝金を受領している者が執筆者に含まれています．ただし，一定の経済的関係が存在するものの，手引き作成に際して深刻な影響はないものと判断されました．

序　文

　このたび，日本結核病学会から「結核診療の手引き」を発刊することになりました．いままで同様のものとして「結核診療ガイドライン」を2009年に初めて発刊し，その後「同 改訂第2版」を2012年に，「同 改訂第3版」を2015年に発刊し，医師の方々に大変ご好評をいただいておりました．

　しかし，結核を専門としない医師，医師以外の医療従事者の方にとりましてはやや専門的であります．そこで「結核診療ガイドライン改訂第3版」の内容をもとに，新たに「結核診療の手引き」を作成することになりました．それは「結核診療ガイドライン」と項目立ては同じですが，内容をできるだけ箇条書きにし，簡潔かつ平易にわかりやすくするようにしました．また，新しく気管支鏡検査時の感染対策，救急診療における感染対策などを追加し，さらに，内容を刷新している項目もあります．

　さて，日本の新登録結核患者数は2014年に初めて2万人を下回り，結核罹患率も減少傾向にあります．その中で結核患者の高齢化はさらに進み，外国出生者の結核患者も増加傾向にあります．

　結核集団感染事例における最近の医療機関での発生は約20％近くとなり，医療従事者の結核感染・発病リスクではとくに女性看護師の結核罹患率が年々増加している状況もあります．

　さらに，地域DOTSでは外来でのDOTSによるさまざまな職種との連携も必要であり，最近では潜在性結核感染症治療指針が出され，新薬としてデラマニドが承認されています．結核菌の核酸増幅法検査や耐性結核菌の遺伝子診断の進歩も著しく，クォンティフェロン®TBゴールドと同じくTスポット®.TBが保険適用となり，また，レボフロキサシンが抗結核薬に追加されました．

　本書は，これらのこともコンパクトにまとめられており，実地医家・一般内科医などで結核を専門とされない医師の方々をはじめ，結核診療に携わる保健師，看護師，薬剤師などの方々にも，日常の診療に十分活用できるものであると考えております．

　最後に，短い期間にもかかわらず執筆いただきました先生方に深謝いたします．本書が広く読まれ，活用されることを切に望みます．

2016年5月　　　　　　　　　　　　　一般社団法人日本結核病学会　理事長

　　　　　　　　　　　　　　　　　　　　　　　　　　　　鈴木公典

目　次

I 章　結核の現状 ———————— 1
1. 世界の結核の状況 …………………………………… 1
2. 日本における結核患者の発生動向 ………………… 2
3. 日本の結核の特徴 …………………………………… 3
4. 日本における結核対策 ……………………………… 5

II 章　結核の診断 ———————— 9
1. 結核の感染，発症，治癒過程について知る ……… 9
2. 臨床症状の特徴は …………………………………… 11
3. 結核の画像所見と画像診断の注意点 ……………… 14
4. 喀痰結核菌検査の臨床上の注意点 ………………… 24
5. 喀痰検査以外の検査 ………………………………… 25
6. ハイリスク者の結核 ………………………………… 28
7. 肺外結核の症状と診断について …………………… 29

III 章　結核菌検査 ———————— 35
1. 抗酸菌検査について ………………………………… 35
2. 検査材料ごとの処理方法と注意点 ………………… 36
3. 塗抹検査 ……………………………………………… 38
4. 培養検査 ……………………………………………… 40
5. 同定検査 ……………………………………………… 41
6. 薬剤感受性試験 ……………………………………… 43
7. 核酸増幅法検査 ……………………………………… 48

IV 章　結核患者の管理 ———————— 53
1. 患者の発生届について知る ………………………… 53
2. 保健所による積極的疫学調査への協力 …………… 55
3. 入退院の基準 ………………………………………… 57

  4. 結核医療費の公費負担制度とは……………………… *59*
  5. 感染症診査協議会とは…………………………………… *60*
  6. 保健指導と治療支援……………………………………… *60*
  7. DOTS について知る……………………………………… *62*

V章 結核の治療 — *67*
  1. 結核治療に対する考え方………………………………… *67*
  2. 化学療法を行うにあたって……………………………… *67*
  3. 標準治療の実際（活動性結核）………………………… *68*
  4. 標準治療が行えないとき（活動性結核）……………… *70*
  5. 抗結核薬の副作用・相互作用マネジメント…………… *71*
  6. 化学療法以外の治療……………………………………… *74*
  7. 小児，妊婦および合併症がある場合の治療…………… *75*
  8. 潜在性結核感染症の治療………………………………… *78*
  9. 主な抗結核薬の分類と種類について知る……………… *78*

VI章 潜在性結核感染症 — *81*
  1. 潜在性結核感染症（LTBI）とは………………………… *81*
  2. 「化学予防」ではなく「LTBI 治療」…………………… *82*
  3. 感染症法上の LTBI の取り扱い………………………… *83*
  4. LTBI 治療の対象：どのような場合に治療を勧めるか… *83*
  5. 結核感染のスクリーニング方法………………………… *86*
  6. 接触者健診による LTBI の早期発見と発病予防……… *87*
  7. LTBI 治療の実際………………………………………… *92*

VII章 医療従事者への結核対策 — *95*
  1. 医療従事者の感染対策…………………………………… *95*
  2. 医療機関における感染対策……………………………… *96*
  3. 組織的な対策……………………………………………… *97*
  4. 環境上の感染対策（作業環境管理）…………………… *98*
  5. 個人が行う感染対策（作業管理）……………………… *99*

目 次

  6. 結核患者が発生したときの対応································ *100*
  7. 気管支鏡検査時の感染対策······································ *101*
  8. 救急診療における感染対策······································ *103*

参考文献·· *105*

索 引·· *109*

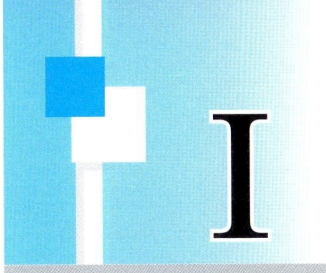

I 結核の現状

1 世界の結核の状況

- 2013年の推定で世界人口の1/3にあたる20億人以上の人々が結核菌に感染し，そのうちから年間約900万人が結核を発病し，150万人が死亡しています．
- 患者の95%は低中所得国の人々であり，結核は社会的・経済的問題という側面もあります．結核患者の1/8がHIV感染者で，とくにアフリカ，アジアを中心とした地域で結核とHIVの二重感染が課題となっています．また，多剤耐性結核の患者は2013年には推定48万人発生し，ロシア，東欧などの地域で脅威となっています．
- WHOは1994年にDOTS（directly observed treatment, short-course：直接観察下短期化学療法）戦略を旗揚げし，多くの途上国で普及しています．2002年からは罹患率も低下に転じたと推定されています．WHOは「結核根絶化戦略」のもとに，現在の年2%の低下率を2025年までに年10%の低下率に加速させ，死亡率を15%から5%に下げる計画です．
- 多くの先進国では発生患者の半数以上が発展途上国生まれであり，日本においても，外国出生者の新登録結核患者数は1千人を超えており，とくに20歳代では2014年の新登録結核患者の43%が外国出生者です．

Ⅰ　結核の現状

2　日本における結核患者の発生動向

● 日本の結核罹患率（人口十万あたりの年間患者発生件数）は 2010 年の 18.2, 2014 年の 15.4 と年々下がっていますが，それでも多くの欧米先進国の 3 倍以上のレベルです（米国は 2014 年で 3.0）（図1）．

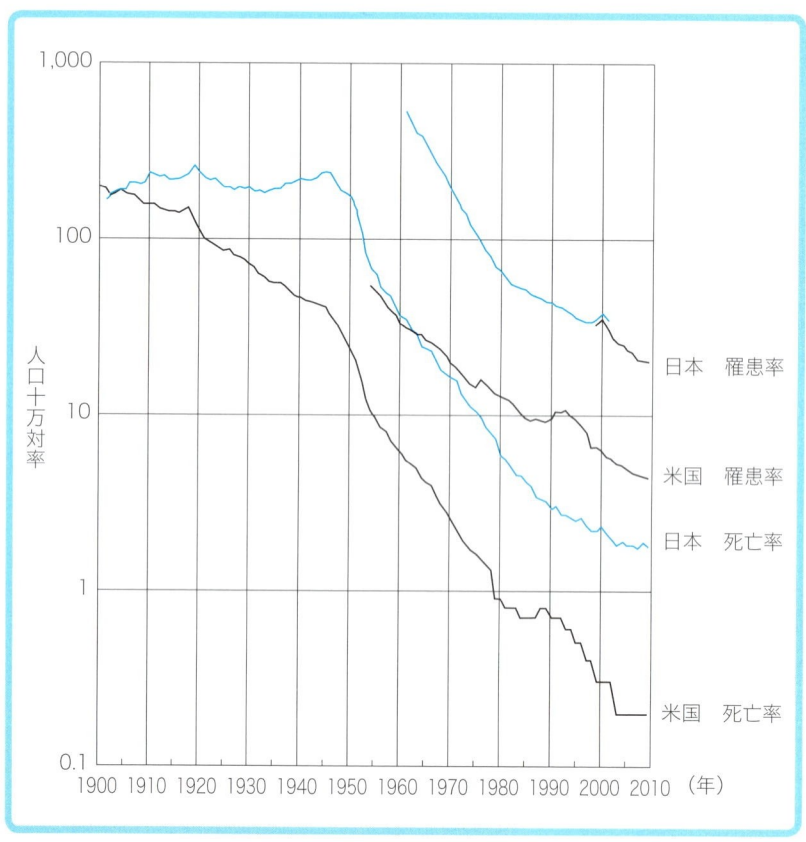

図1　日本・米国の結核死亡率・罹患率の推移
注：日本の罹患率の 1998～2000 年については新旧の登録基準によるものを示す．
[日本結核病学会（編）：結核診療ガイドライン，南江堂，東京，改訂第 3 版, p2, 2015 より転載]

3 日本の結核の特徴

a. 高齢化
- 新結核登録患者の 71.4％ が 60 歳以上です（2014 年）．かつて結核が蔓延していた時期に結核に感染したが発病せず，高齢となってから発病した患者数が多く，65 歳未満の罹患率 7.2 と比較して 65 歳以上では 38.9，とくに 80 歳以上では 76.7 と結核高蔓延国にも近い罹患率となっています．ただし，「既感染者からの発病率」を比べた場合，高齢者よりも 20 歳代の方が数倍高いことも事実です．

b. 医学的リスク集団における発生
- 最近の結核患者の 20％ 近くが糖尿病患者であり，腎不全，塵肺，癌，HIV/AIDS，免疫抑制薬治療（生物学的製剤，副腎皮質ステロイド薬など）（表1）などの結核発病リスクのある患者が多くなっています．
- 医療機関にかかりながら結核を発病している患者が存在していることに医療従事者は十分注意する必要があります．

c. ホームレスなどの社会経済的弱者
- ホームレスの結核罹患率は一般人口の 50〜100 倍といわれています．同様に生活困窮者，外国人労働者など，「健康管理の機会に恵まれない」人々の罹患率は高く，大都市における罹患率が高い 1 つの要因となっています．

d. 重症化する結核
- 結核患者の死亡率は 1950 年代と比べて現在でも 10％ 程度であまり改善していません．発見の遅れと高齢化や基礎疾患の存在による治療困難によるといわれています．有症状肺結核のうち，発病から診断までの期間が 3 ヵ月以上の患者の割合は 19％ で，この 10 年間で変わっていません．

e. 薬剤耐性結核の状況

● 海外で脅威となっている薬剤耐性結核は今後も注意が必要です．2007年の全国調査では，新規結核患者の8.5%が基本の抗結核薬（イソニアジド，リファンピシン，ストレプトマイシン，エタンブトール）のいずれかに耐性を持っており，また0.4%がイソニアジドとリファンピシンの両者に耐性（多剤耐性結核の定義）でした．

f. 集団感染

● 日本では「1人の患者が感染源になって2家族以上にわたり20人以上に感染させた場合を集団感染」（二次患者1人は感染6人に換算）と定義し，保健所から国に報告されます．2013年には83件報告されています．事業所，施設，病院（院内感染）が多く，高齢者などが巻き込まれる事例（老人ホームや老人病院）も発生しています．都市部では「不特定者の集まる場（カラオケ，ネットカフェなど）」で集団感染に注意が必要です．

表1 感染者中の活動性結核発病リスク要因

要因	発病リスク*
HIV/AIDS	50〜170
臓器移植（免疫抑制薬使用）	20〜74
珪肺	30
慢性腎不全による血液透析	10〜25
最近の結核感染（2年以内）	15
胸部X線画像で線維結節影（未治療の陳旧性結核病変）	6〜19
生物学的製剤使用	4.0
副腎皮質ステロイド薬（経口）使用	2.8〜7.7
副腎皮質ステロイド薬（吸入）使用	2.0
その他の免疫抑制薬使用	2〜3
コントロール不良の糖尿病	1.5〜3.6
低体重	2〜3
喫煙	1.5〜3
胃切除	2〜5
医療従事者	3〜4

*：発病リスクはリスク要因のない人との相対危険度

（日本結核病学会予防委員会・治療委員会：結核 88：504，2013 より改変）

4 日本における結核対策

a. 感染症法のもとでの結核対策
- 戦後減少を続けていた罹患率が1997年に43年ぶりに一時増加に転じたことから，当時の厚生労働大臣は1999年に「結核緊急事態宣言」を行い，結核対策の見直しが行われ，2007年から，それまでの結核予防法は廃止され感染症法へ統合されました．

b. 乳児に対するBCG接種
- 日本では乳児期（標準は生後5～8ヵ月）にBCG接種が，事前のツベルクリン反応検査なしの直接接種で行われています．結核既感染者への接種に際してみられるコッホ現象（接種局所の早期の強い炎症反応）は1万に1～2人とされています．
- BCG接種の発病予防効果は70～80％で，10～15年持続します．全人口の罹患率からくる小児に対する感染の危険からみて，いましばらくはBCG接種を続けることが必要と考えられています．

c. 定期健康診断
- 自治体においては，結核の高蔓延年齢層である65歳以上に対する定期健診（胸部X線撮影）があり，職場ではデインジャー職種（結核を発病すると周囲への影響が大きい職種：医療従事者，教職員，福祉施設職員など）が対象となります．学生には高校・大学などでの入学時に行われています．20歳代では外国人結核が多いことから，日本語学校での健診が患者発見に有用です．

d. 保健所の役割と積極的疫学調査（p55）
- 活動性結核に対する結核医療費の公費負担，感染性患者の隔離を目的とする入院，これらの行政サービスのための保健所との関わりについて医療機関の理解が必要です．そのために，診断した医師は「直ちに」

- (遅くとも当日のうちに）最寄り保健所に結核発生届を出すことが決められています．
- 保健所は結核患者の感染源と接触者の洗い出し（積極的疫学調査）を行い，感染や発病の発見のために健康診断［インターフェロンγ遊離試験（interferon-γ release assay：IGRA）や胸部 X 線撮影］を行います．これらの調査や健康診断は感染症法により対象者に協力が義務づけられたものです．

e. 日本版 DOTS

- 少なくとも 6 ヵ月間の治療継続を必要とする結核治療においては規則的な受療・服薬が肝要であることから，感染症法では保健所・主治医に対してそれぞれの立場で「患者が処方された薬剤を確実に服用するよう指導・指示すること」を義務づけています．2011 年に一部改正された「日本版 21 世紀型 DOTS 戦略推進体系図」に基づき，すべての結核患者を対象に，院内 DOTS や地域 DOTS などが行われています．

f. 潜在性結核感染症の治療 (p92)

- 発病前の結核を「潜在性結核感染症の治療」として積極的に医療を行うもので，年齢にかかわらず結核発病のリスクの高まった人にイソニアジドなどの投与が推奨されています．
- 全国で年間約 7,000〜8,000 人がこの治療を受けています．このうち約 3 割が医療・介護従事者です．ツベルクリン反応検査に替わって結核感染診断の特異度の高い IGRA が導入されたことも，この治療を積極的に進める大きな要因となりました．

g. 今後の課題

- WHO による新たな 2015 年以降の結核戦略に呼応して，日本では 2014 年 7 月に「改定版ストップ結核ジャパンアクションプラン（2015-2020）」が作成され，その中で 2020 年には罹患率 10 万対 10 を達成する目標を掲げられています．重点的対策として，①高齢者，ハイリス

クグループなどに対する対策，②潜在性結核感染症患者に対する治療を積極的に推進，③医療提供体制の再構築，④新しい技術・対策の開発研究，⑤人材の養成と技術支援，⑥大都市部での対策強化が挙げられています．

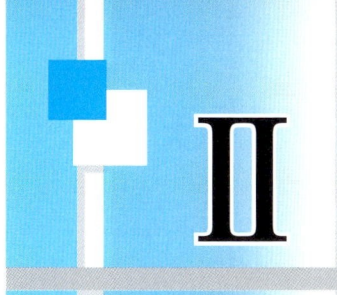

結核の診断

1 結核の感染,発症,治癒過程について知る

a. 感 染
- 結核の感染と発病は区別して考えます.
- 結核の感染様式は,ほとんどが飛沫核感染(空気感染)で,結核菌だけの飛沫核となり,長時間空中に浮遊し,これを肺内に吸入することにより感染が成立します.
- 結核菌に初めて感染することを「初感染」といいます.
- 侵入門戸の肺と肺門リンパ節にも病変が形成されます.この肺と肺門リンパ節の病巣を「初期変化群」と呼びます.

b. 発 症
- 初感染した結核菌は初期変化群の中で分裂を停止していますが,persister(持続生残菌)として生存はしています.免疫が正常な感染者の約90%は生涯発病しませんが,宿主の免疫状態が減弱すると,たとえ50年以上経過していても発病します.これを「内因性再燃」といいます.
- 初感染に引き続き発症する場合を「一次結核症(初感染型結核症,小児型結核症ともいう)」といい,粟粒結核,肺門(縦隔)リンパ節結核,結核性胸膜炎などのかたちで起こります.
- 肺結核の大部分は,初感染から一定期間以上経過し,細胞性免疫が獲得された後に発症する「二次結核症(慢性肺結核症,成人型肺結核症ともいう)」です.免疫を獲得した個体で起こる結核病変は局所に限局

Ⅱ 結核の診断

し，リンパ節に病変をつくりません（図1）．
- 二次結核症の大部分は内因性再燃によると考えられています．菌の増殖に有利な部位と考えられる S^1, S^2（左では S^{1+2}）および S^6 に好発します．
- 再感染によるものもあり，とくに結核が減少してきた現在では集団感染が目立ち，菌の分子遺伝学的な調査により再感染が証明される場合もみられます．

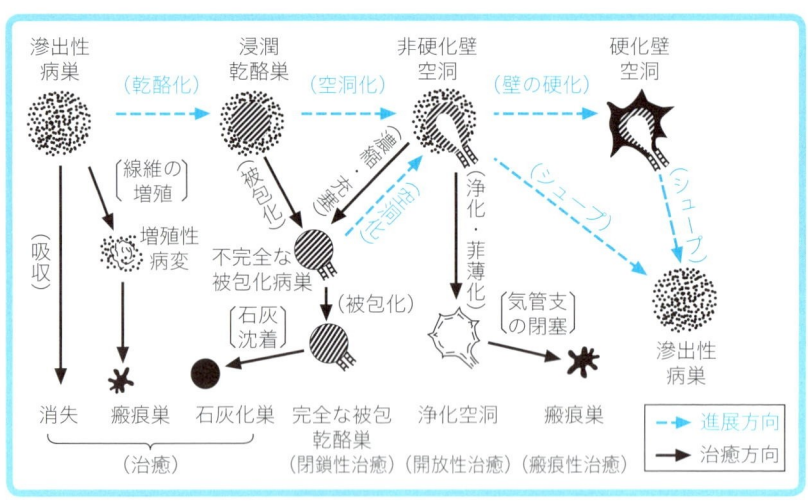

図1 結核病巣の進展と治癒過程

（図版；日本結核病学会教育委員会：結核症の基礎知識，改訂版．結核 72：523-545, 1997）
結核菌が侵入した局所では毛細血管が拡張し，血漿成分が滲出し，白血球が血管外に遊出し，組織は液体成分を多く含んで腫大し，肺胞内には滲出液が充満する．遊出白血球は，はじめは好中球であるが，マクロファージとリンパ球に置き換えられていく（滲出性病巣）．病変の中心部では組織の凝固壊死が起こり（乾酪壊死），壊死巣を囲んで肉芽組織が形成され病変は限局化する．肉芽を構成する細胞の分裂が盛んな反応を「繁殖性反応」という．肉芽を構成する細胞は線維を産生するようになり，組織は次第に線維組織に置き換えられていく．この線維増殖を有する反応を「増殖性反応」と呼ぶ．炎症性肉芽が膠原線維に置き換えられ，柔らかい組織は水分を失って徐々に密で硬い組織に変化するとともに，収縮し，周辺組織を牽引する．周囲の肺は過膨張となり，限局性肺気腫が形成される．この瘢痕と傍瘢痕性肺気腫のできる反応を「硬化性反応」という．いったん凝固壊死（乾酪壊死）に陥ったものが，その後軟化融解し，誘導気管支を通じて痰となって排出されると空洞が形成される．空洞が形成されると，空洞壁では乾酪物質を栄養源として豊富な空気中の酸素を得て，結核菌は活発に分裂増殖する．空洞は大量排菌の供給源となる．
[図説；岩井和郎（編）：結核病学Ⅰ，基礎・臨床編，結核予防会，東京，p122-131, 1987 より改変]

c. 治癒過程

- 結核病巣の形態学的な治癒過程には，①消退，②線維化，③被包化，④石灰化の4様式があり，これらが混じったかたちで治癒します．
- 殺菌的治療が行われない限り，治癒病巣内部に結核菌はpersisterとして残存し得ます．

2 臨床症状の特徴は

- 潜行性に発病することが多く，症状が比較的長期間続いてから受診することが多いです．
- 日本では新登録肺結核患者（新たに肺結核を発症した患者）は約80％が症状を訴えて医療機関を受診しています．
- 健診で発見されても，無症状のために受診が遅れることもあります．
- 感染源を究明するために，家族歴や結核患者との接触歴を聴取することは重要です．
- 集団感染が増加していますので，家族や所属集団の中に咳などの結核の症状を持つ者がいるかどうかを問診することが重要です．
- 肺結核が最も多いですが，侵された部位による症状が前面に出ます．

表1 肺結核の症状

無症状	呼吸器の症状
全身症状	咳嗽
発熱	喀痰
盗汗（寝汗）	血痰
全身倦怠感	喀血
易疲労感	胸痛
体重減少	呼吸困難
食欲不振	肺外結核の症状
不快感	侵される臓器により，その症状をきたす
衰弱感	

個々の症状には結核特有のものはないが，各症状の組み合わせが結核を示唆する．
［日本結核病学会（編）：結核診療ガイドライン，南江堂，東京，改訂第3版，p12，2015より転載］

Ⅱ　結核の診断

- 結核の臨床症状はまったくの無症状から重度の呼吸不全までさまざまです（表1）．
- 症状の組み合わせが肺結核の病像を構成し，診断の手がかりとなります．

a．全身症状とは

1）発　熱
- 微熱が多いですが，結核の病勢が進むと高熱になります．
- 粟粒結核では39℃以上の高熱が持続することが多いですが，不明熱として扱われる傾向があります．

2）盗汗（寝汗）
- 夜間睡眠中の発汗，すなわち盗汗（寝汗）をしばしば伴います．

3）全身倦怠感，易疲労感
- 多くの疾患でみられますので，他の症状や所見の把握が重要です．

4）体重減少，食欲不振
- 慢性の消耗性疾患や精神的なストレスが強い場合にもみられますが，結核はストレスが続いたときに発症しやすいので，簡単に精神的なもののみと決めつけないことが重要です．
- 悪性腫瘍との鑑別が必要です．

5）皮膚症状，眼症状
- 皮膚や眼結膜にアレルギー性の変化が感染初期に現れることもあります．
- 結節性紅斑（erythema nodosum）や小水疱性結膜炎（phlyctenular conjunctivitis）などがあります．
- 結節性紅斑は下肢にみられることが多く，痛みを伴うことが多いです．病変内には結核菌は証明されません．

b. 呼吸器症状とは

1） 特徴は
- 肺結核では咳，痰，血痰，喀血，胸痛，呼吸困難などが多いです．
- 発熱，盗汗（寝汗），全身倦怠感，易疲労感，体重減少などの全身症状のみで受診することも少なくありません．
- 粟粒結核は高熱で比較的急性に発症します．
- 空洞を伴う重度のX線所見があるにもかかわらず，まったく無症状の症例もあります．
- 高齢者では呼吸器症状のない場合が半数にのぼるといわれており，注意を要します．

2） 咳　嗽
- 慢性の咳が肺結核の半数以上にみられます．
- 2週間以上続く咳は結核を疑うべきです．

3） 喀　痰
- 白色の粘液性痰であり，細菌感染が合併すると黄色の膿性痰となります．

4） 血痰，喀血
- 血痰や喀血をきたすことがあります．
- 空洞壁内のRasmüssen's aneurysm（ラスミュッセン動脈瘤）が破綻すると大量の喀血を起こします．

5） 胸　痛
- 病変が胸膜に及ぶと胸痛が起こりますが，限局性のことが多いです．
- 胸膜に由来する疼痛は胸膜痛と呼ばれ，「刺される」ような鋭い疼痛で，深呼吸や体動で増強します．
- 空洞が胸腔に穿破して気胸をきたし，胸痛を起こすこともあります．
- 咳が激しい場合は，呼吸筋の筋肉痛や肋軟骨関節由来の疼痛，あるいは肋骨骨折をきたし疼痛が起こることもあります．

6） 呼吸困難
- 肺の病変が広範になると呼吸困難が生じます．労作時のみに認められる軽度なものから，安静時にまで起こるもの，さらに呼吸不全に至るものまでその程度はさまざまです．

c. 診断においてとくに注意すべき点

- 呼吸器症状に乏しく，全身症状が前面に出るときは肺結核に考えが及ばないことがあります．
- 排菌しているのにまったく無症状で，感染を拡げる症例もまれではありません．
- 血液透析，糖尿病，HIV 感染などの基礎疾患や喫煙習慣を有する者では結核を発症しやすいので注意が必要です．
- HIV 感染者では重症になりやすく，肺外結核も合併しやすく，病像が通常の結核とはかなり異なることが多いので，注意が必要です．
- 常に結核を視野に入れておくことが誤診を避けるうえで重要です．

3 結核の画像所見と画像診断の注意点

- 結核には病理学的に滲出性病変，繁殖性病変，増殖性病変，硬化性病変などの多様な病変があります．
- 病変部位は肺胞領域から細気管支，気管支，リンパ節，胸膜，胸壁まで及びます．
- この多様な結核性病変を反映している X 線や CT などの画像所見は非常に多彩です．
- X 線診断は直ちに病変の質的診断に迫れませんが，結核を強く疑わせる特徴的な所見もありますので，注意深い観察が必要です．
- 肺結核の単純 X 線所見の分類として，日本結核病学会病型分類（学会分類）があり，結核治療の公費負担の申請にも用いられています（表2，図 2～6）．

表2　日本結核病学会病型分類（学会分類）

a．病巣の性状
　０型：病変がまったく認められないもの
　Ⅰ型（広汎空洞型）：空洞面積の合計が拡り「1」（後記）を超し，肺病変の拡りの
　　　　　　　　　　　合計が一側肺に達するもの
　Ⅱ型（非広汎空洞型）：空洞を伴う病変があって，上記Ⅰ型に該当しないもの
　Ⅲ型（不安定非空洞型）：空洞は認められないが，不安定な肺病変があるもの
　Ⅳ型（安定非空洞型）：安定していると考えられる肺病変のみがあるもの
　Ⅴ型（治癒型）：治癒所見のみのもの
以上の他に次の３種の病変がある時は，特殊型として次の符号を用いて記載する
　H：肺門リンパ節腫脹
　Pl：滲出性胸膜炎
　Op：手術のあと

b．病巣の拡り
　1：第2肋骨前端上縁を通る水平線以上の肺野の面積を超えない範囲
　2：1と3の中間
　3：一側肺野面積を超えるもの

c．病側
　r：右側のみに病変のあるもの
　l：左側のみに病変のあるもの
　b：両側に病変のあるもの

d．判定に際しての約束
　ⅰ）判定に際し，いずれに入れるか迷う場合には，次の原則によって割り切る
　　　ⅠかⅡはⅡ，ⅡかⅢはⅢ，ⅢかⅣはⅢ，ⅣかⅤはⅣ
　ⅱ）病側，拡りの判定は，Ⅰ～Ⅳ型に分類しうる病変について行い，治癒所見は
　　　除外して判定する
　ⅲ）特殊型については，拡りはなしとする

e．記載の仕方
　ⅰ）（病側）（病型）（拡り）の順に記載する
　ⅱ）特殊型は（病側）（病型）を付記する．特殊型のみの時は，その（病側）（病型）
　　　のみを記載すればよい
　ⅲ）Ⅴ型のみの時は（病側），（拡り）は記載しないでよい

注：判定は胸部単純X線正面像で行い，CT像による所見を加えた場合はその旨を付記する．
［日本結核病学会用語委員会（編）：学会分類（日本結核病学会病型分類），新しい結核用語事典，南江堂，東京，p118，2008］

Ⅱ　結核の診断

学会分類の例示

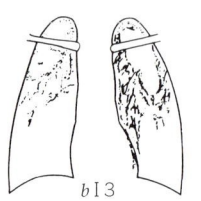

bⅠ3

多房性の巨大空洞が両側にあり，その面積の合計は明らかに拡り1を超え，全体の病変も一側肺を超えている．

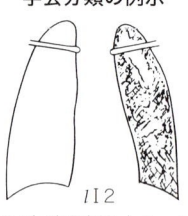

lⅠ2

病変は左肺全部を占め，かつ空洞部分の面積の合計が拡り1を超えている．

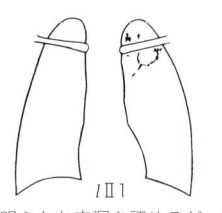

lⅡ1

明らかな空洞を認めるが，病変の範囲も空洞面積もⅠ型の条件に該当しない．

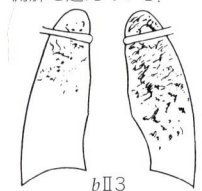

bⅡ3

病変は一側肺以上に達しているが空洞はⅠ型の条件を満たさない．

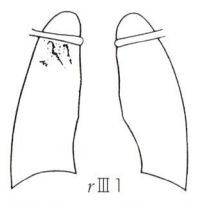

rⅢ1

周辺がぼやけた病影のみからなり不安定と考えられる．

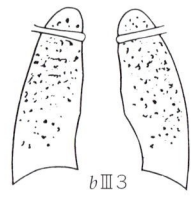

bⅢ3

広く散布した細葉性病変で空洞はみえないのでⅢ．粟粒結核も同様に扱う．

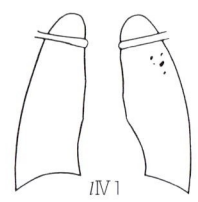

lⅣ1

小さい安定した結核腫と数個の石灰沈着を認める．

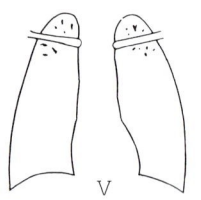

Ⅴ

瘢痕状病変および石灰化像のみよりなり，治癒したものと考えられる．

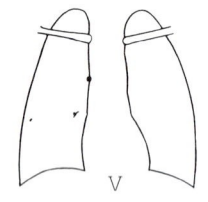

Ⅴ

初感染巣の石灰沈着もⅤである．

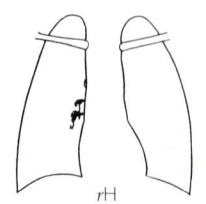

rH

肺門リンパ節腫脹のみ．もしリンパ節と対応して肺野にも浸潤巣を認めればrⅢ1rHとなる．

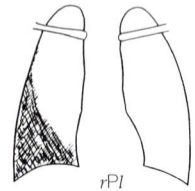

rPl

滲出性胸膜炎の像のみで肺野の病変はみえない．

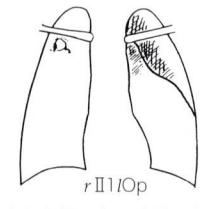

rⅡ1Op

右に空洞，左に成形のあとがある．もし成形術で虚脱した部分に空洞がみえたらbⅡ1Opとなる．

図2　日本結核病学会病型分類（学会分類）の例示
［日本結核病学会用語委員会（編）：新しい結核用語事典，南江堂，東京，p119，2008］

3 結核の画像所見と画像診断の注意点

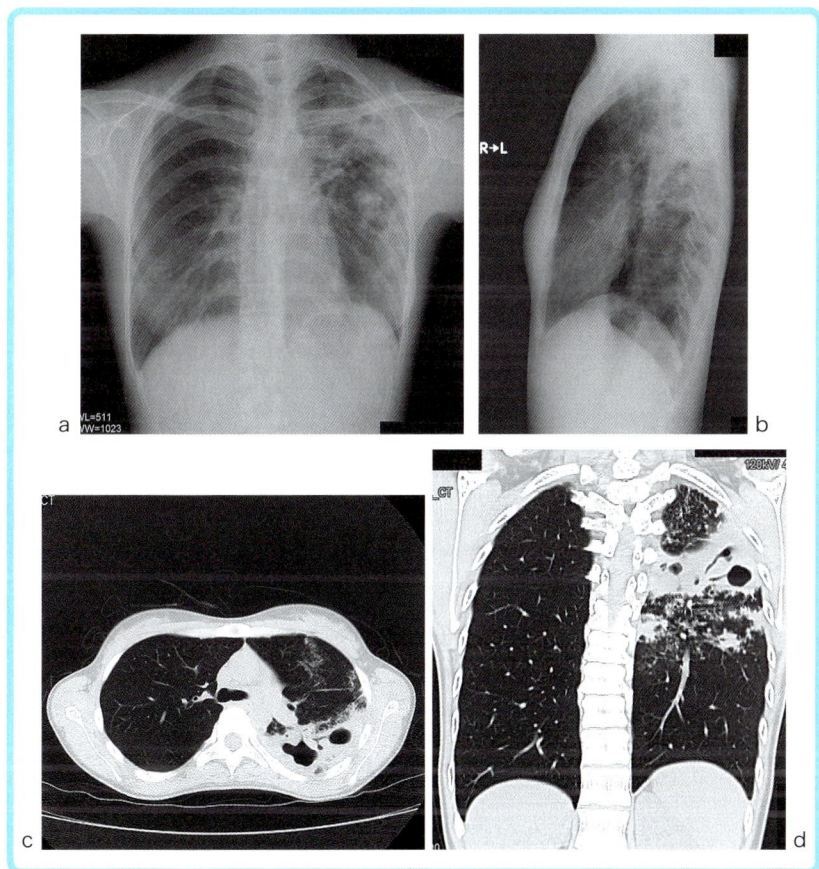

図3 Ⅱ型（非広汎空洞型）
a：胸部 X 線正面像．左肺に空洞を伴う浸潤影を認める．空洞の面積は拡り1を超えない．病変全体は拡り1を超えるが，一側肺は超えないので，拡り2である．学会分類では lⅡ2に相当する．
b：側面像．病変は背側に強い．
c：CT 像．浸潤影の中に多房性の空洞と単房性の空洞をみる．
d：MPR 像．左肺に複数の空洞を伴う浸潤影がみられる．誘導気管支の様子がよくわかる．
［日本結核病学会（編）：結核診療ガイドライン，南江堂，東京，改訂第3版，p17，2015より転載］

II 結核の診断

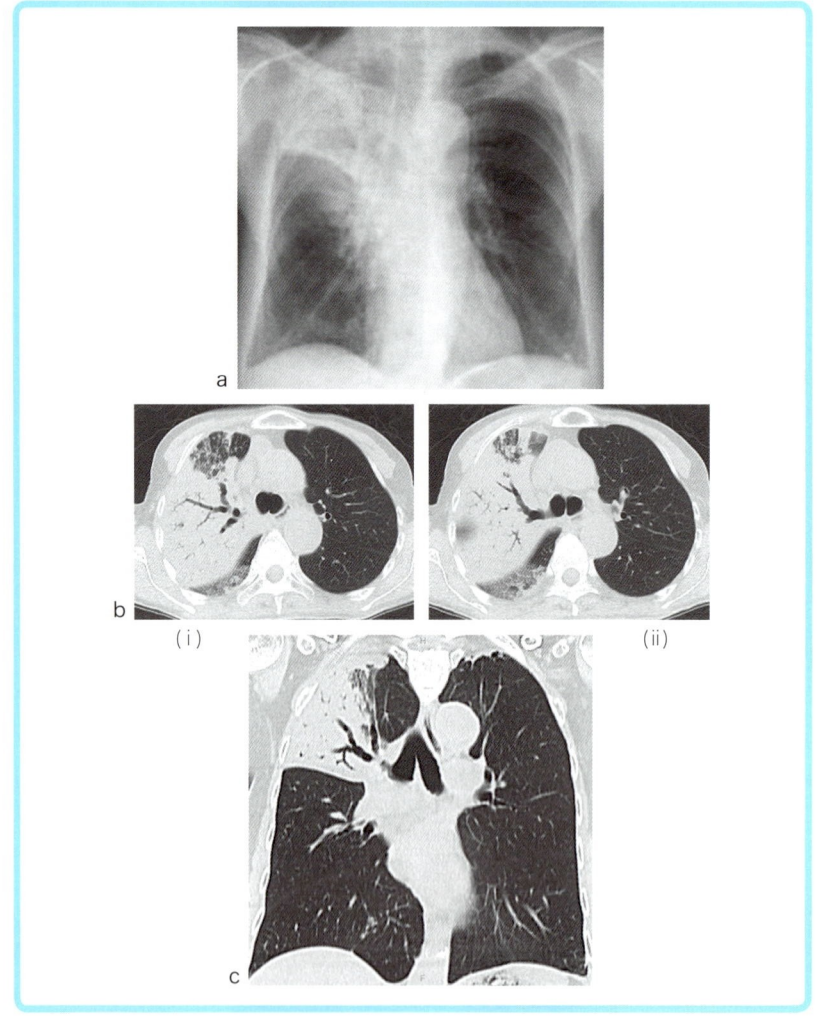

図4 結核性肺炎（乾酪性肺炎）
a：胸部X線正面像．水平列が上方に偏位し，気管が右方に偏位しており，全体に右胸腔が左よりも狭小化している．結核性肺炎で発症から時間が経過しているために右上葉の病巣の収縮機転が働いているものと考えられる．学会分類は，空洞を伴わない浸潤影で活動性と考えられ，病変の拡りが1を超えるが，一側肺は超えないので，拡り2であり，rIII2と判定される．
b：CT像．区域性の浸潤影の中の気管支は一部に拡張傾向がみられる．これは結核性肺炎が収縮傾向にあり，気管支を牽引したための牽引性気管支拡張と考えられる．浸潤影の周囲には粒状影と索状影の散布が認められる．一部には tree-in-bud appearance が認められる．
c：MPR像．右上葉 S^2 の浸潤影がみられ，内部のエアーブロンコグラムは拡張傾向にある．
［日本結核病学会（編）：結核診療ガイドライン，南江堂，東京，改訂第3版，p22，2015より転載］

3 結核の画像所見と画像診断の注意点

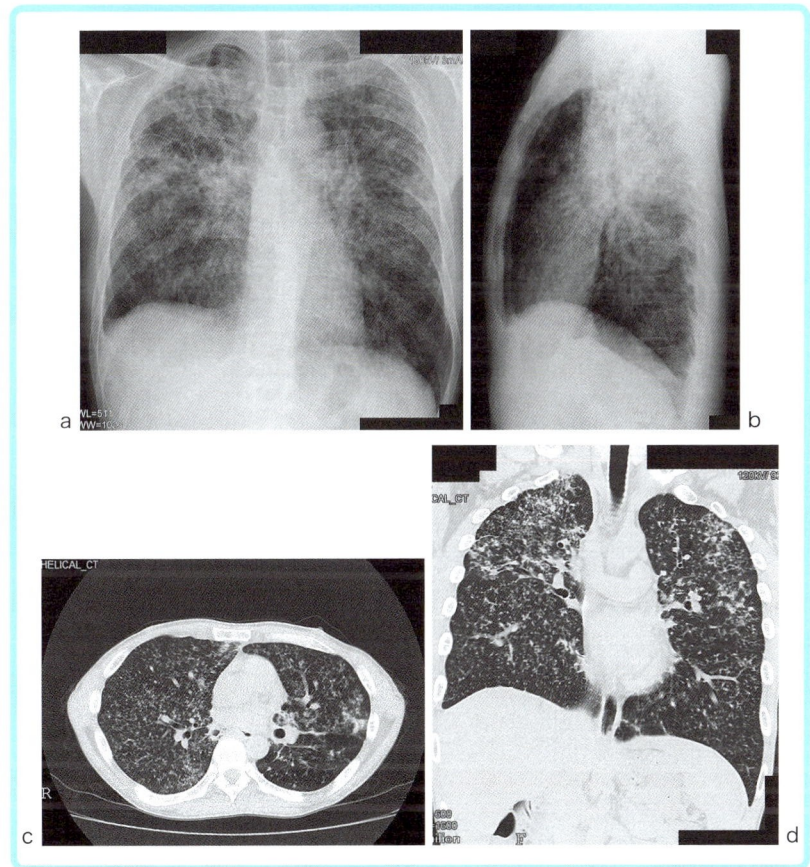

図5 粟粒結核
a：胸部X線正面像．両側にびまん性の粒状影を認める．一部に陰影が融合して結節様にみえる部分がある．空洞は認められないので，学会分類ではⅢ型であり，拡がりは一側肺を超えるので3であり，bⅢ3に相当する．
b：側面像．びまん性に粒状影がみられる．
c：CT像．びまん性粒状影が密に両側肺に分布する．一部は癒合して斑状の浸潤影にみえる．
d：MPR像．両肺野全体にびまん性粒状影がみられる．
[日本結核病学会（編）：結核診療ガイドライン，南江堂，東京，改訂第3版，p23，2015より転載]

Ⅱ 結核の診断

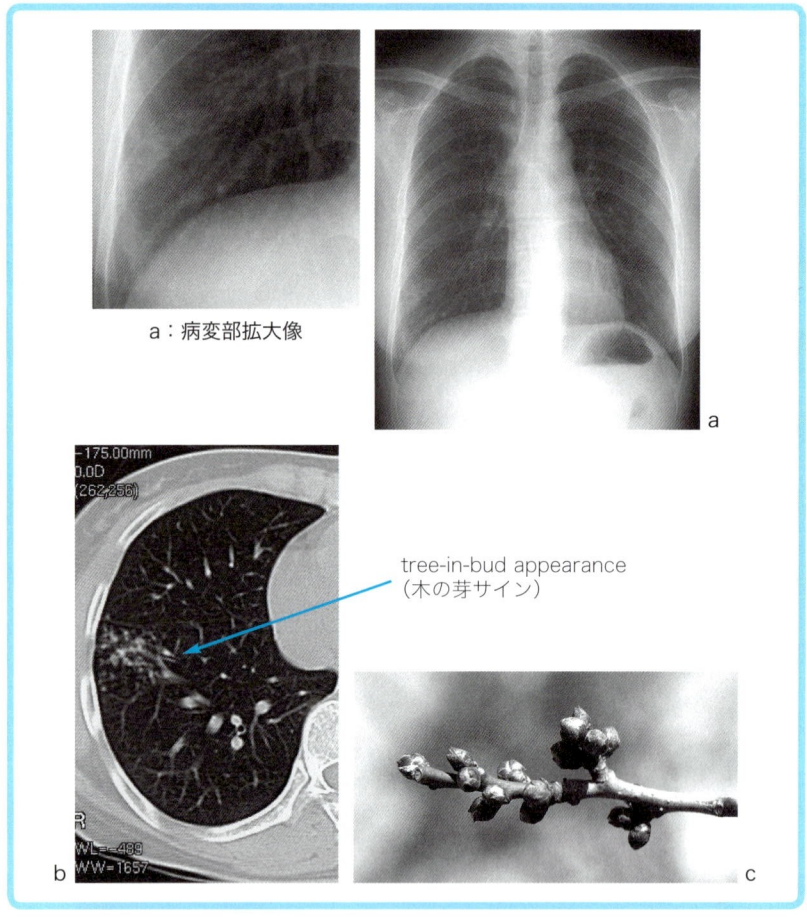

図6 小粒状影，分枝状陰影，tree-in-bud appearance
a：胸部X線正面像と病変部の拡大．右下肺野に小粒状影の集簇を認める．3週間前から咳が続いて受診し，喀痰培養で結核菌を認めた発病初期の結核．下肺野に病変がみられ，いわゆる下肺野結核である．学会分類ではⅢ型で，病変は拡り1を超えないので，rⅢ₁と分類される．
b：thin slice の HRCT 像．tree-in-bud appearance（木の芽サイン）を認める．これは 2～4 mm の小葉中心性の小結節と分枝様の構造で，細気管支内や細葉の肉芽腫病変や乾酪壊死病変による陰影と考えられる．細菌性肺炎ではあまりみられない．小葉中心性の陰影は境界が明瞭で濃度が高い．非結核性抗酸菌症でもみられ，結核に特異的というわけではないが，活動性の所見として重要視される．
c：tree-in-bud．春先の桜の木の芽．
[日本結核病学会（編）：結核診療ガイドライン，南江堂，東京，改訂第3版，p26, 2015 より転載]

a. 胸部 X 線・CT 所見（表3）

- 結核の好発部位は上肺野で上葉の S^1，S^2，および下葉の S^6 に多いといわれています．

1）結節影

- 結節影を呈する結核には類円形の陰影を呈する結核腫があります．
- 病理学的には被包乾酪巣や細葉性結節性乾酪巣の集合で，多くは孤立性です．
- 肺癌（原発性および転移性）や良性腫瘍との鑑別が必要ですが，陰影からの鑑別はしばしば困難です．

表3 肺結核の画像所見

Ⅰ．X 線所見
  無所見
  結節影
    スピクラ（spicula，棘状突起）
    胸膜陥入像（pleural indentation）
    血管・気管支の巻き込み像（vascular indentation, bronchial indentation）
  小粒状影　びまん性粒状影
  浸潤影［エアーブロンコグラム（air-bronchogram）を伴うことがある］
  空洞（単房性，多房性）
  石灰化
  肺門（縦隔）リンパ節腫脹
  無気肺（エピツベルクローシス，中葉症候群）
  胸水
  胸膜肥厚

Ⅱ．CT 所見
  区域性浸潤影
  結節影
    スピクラ（spicula，棘状突起）
    胸膜陥入像（pleural indentation）
    血管・気管支の巻き込み像（vascular indentation, bronchial indentation）
  小粒状影　細葉性浸潤影　小葉性浸潤影　汎小葉性浸潤影
  Y字状分岐構造，V字状分岐構造（tree-in-bud appearance, tree-in-bud pattern，「木の芽サイン」）
  空洞（単房性，多房性）
  石灰化
  肺門（縦隔）リンパ節腫脹
  無気肺
  胸水
  胸膜肥厚

[日本結核病学会（編）：結核診療ガイドライン，南江堂，東京，改訂第3版，p25，2015より転載］

Ⅱ　結核の診断

- ●結核腫では腫瘤影の周辺に散布性粒状影がしばしばみられ，「木の芽サイン」（後述）があれば結核が強く疑われます．
- ●結核腫内部の壊死物質が気管支から排出されると，空洞が出現します．

2）小粒状影，分枝状陰影
- ●結核は気道を介して拡がり，病変が散布するので，小粒状あるいは小結節状の陰影が集簇してみられるのが特徴的です．
- ●小葉中心性粒状影（細葉性陰影）と気管支血管束で形成される陰影を，高分解能CT（high resolution CT，ハイレゾリューションCT：HRCT）ではtree-in-bud appearanceや，tree-in-bud pattern，すなわち「木の芽サイン」と呼びます（図6）．
- ●必ずしも結核に特異的な所見ではありませんが，結核や非結核性抗酸菌症に特徴的な所見であり，結核を疑うべき有力な根拠になります．この所見を積極的に探すことが重要です．

3）びまん性粒状影
- ●びまん性粒状影は粟粒結核でみられ，径2〜3 mmのびまん性の粒状影が特徴的です．
- ●粟粒結核は結核菌が血行性に散布したものなので，全身に結核病巣を形成します．
- ●肺結核の管内散布（気管支を介して全肺に拡がったもの）でも，びまん性粒状影となることがありますが，この場合は「木の芽サイン」を認めることがあります．

4）浸潤影
- ●肺結核では浸潤影を呈することがあります．エアーブロンコグラム（air-bronchogram）を伴う肺炎様の陰影を示し，結核性肺炎（乾酪性肺炎）といわれることがあります．
- ●細菌性肺炎と間違うことがありますが，浸潤影の辺縁に散布性粒状影や木の芽サインを認めることが多く，鑑別に役立ちます．

5）肺門（縦隔）リンパ節腫脹
- ●肺門リンパ節結核は初感染結核で起こり，肺野に病変をほとんど伴いません．

- 小児に多いですが，結核免疫のない成人の増加により，成人でもときにみられるようになりました．
6）無気肺
- 肺門リンパ節の腫大により肺葉気管支が圧迫されて閉塞性無気肺が起こることがあります．
- 小児に多くみられ，エピツベルクローシスとして知られています．
7）胸　水
- 結核性胸膜炎では胸水が貯留しますので，胸水を認めた場合は結核を鑑別に入れなければなりません．

b．経時的観察

1）過去の胸部X線写真との比較（比較読影）
- 胸部X線写真で異常陰影を認めた場合は，過去のX線写真との比較が重要です．
- 古い病巣なのか，古い病巣の中に新しい病巣が出現したのかは，過去のX線写真と比較しなければ判断できません．
- しかし，結核中蔓延国の日本では，胸部異常陰影を認めた場合は，必ず喀痰の抗酸菌検査を行うべきです．

2）肺結核治療開始後の経過
- 治療の効果判定としては，菌所見が最も重要ですが，X線写真の改善を確認することも必要です．
- 一時的に結核が増悪する例や，肺癌合併例もときにありますので，注意深い観察が必要です．

c．画像診断の注意点

1）他病治療中の胸部X線所見の変化
- 糖尿病患者，血液透析中の患者，癌患者，膠原病患者，HIV感染者，結核の治療歴がなくて陳旧性肺病巣を持つ者，低栄養者，社会的弱者（ホームレスなど）は結核に罹患しやすいので，少なくとも年に1～2回は胸部X線写真を撮影し，経過を観察することが必要です．

Ⅱ 結核の診断

2）鑑別診断時の注意
- 日本での肺癌の好発年齢と肺結核の好発年齢は一致しているので，高齢者の胸部異常陰影に遭遇したときは，常に両者を念頭に置いて検査を進めるべきです．
- 喀痰の抗酸菌が陽性でも，非結核性抗酸菌との鑑別が必要です．

3）結核診断の困難な理由
- 結核菌の菌量が少ない症例，咳や痰がほとんどない症例もあります．
- 画像所見は病理所見の複雑さを反映して多彩です．
- 免疫機能が低下しているような状態（担癌状態，免疫抑制薬投与中，慢性腎不全，HIV感染症など）では肺外結核の合併が多く，非典型的な病像を示し，診断が遅れる場合があります．
- 受診から診断までに1ヵ月以上かかる「診断の遅れ」が依然として20％を超えており，医師の側に結核という疾患が鑑別にないと診断が遅れます．
- 胸部異常陰影に対しては積極的な検査が必要です．

4 喀痰結核菌検査の臨床上の注意点

- 結核菌検査法は「Ⅲ章 結核菌検査」（p35）で述べます．ここでは喀痰検査のオーダーについて注意すべきことを述べます．

a. 診断時の喀痰結核菌検査
- 初回診断時には3日間（3回）の喀痰を採取して塗抹および培養検査を行います．
- 健康保険診療では，喀痰から直接に核酸増幅法検査を1回行うことができます．
- この場合，良質な検体が得られない場合は，検査の精度を確保するために，2日分または3日分の喀痰を混ぜてひとまとめにして検査することが勧められています．

- 喀痰塗抹陽性の場合，結核菌か非結核性抗酸菌かを核酸増幅法により早急に鑑別する必要があります．
- 培養株では遺伝子増幅検査を行い，結核菌であることを確認するとともに，薬剤感受性試験を行います．

b. 治療中・治療後の follow-up
- 治療の有効性は，結核菌が培養陰性になることで判断されます．
- 核酸増幅法は，死菌でも陽性になるため治療中の患者の経過判定には使用しません．

c. 結核菌陰性の場合の対応
- 胸部異常陰影があるものの，喀痰検査，胃液検査，気管支鏡による気管支洗浄でも結核菌塗抹陰性の結核もあります．
- この場合，画像所見，赤血球沈降速度，ツベルクリン反応，インターフェロンγ遊離試験（IGRA）などを総合し，結核が強く疑われる場合は，結核菌の培養結果を待たずに，結核治療を開始して培養の結果を待つという選択肢があります．
- 治療を行い画像が改善したことにより，結核と診断される場合があります（治療的診断）．
- 後に培養陽性が判明した時点で，感受性の結果をみて治療内容の再検討を行います．

5　喀痰検査以外の検査

a. 臨床検査所見
- 一般臨床検査所見は正常から異常値までさまざまです．結核の診断に直結する検査は限られます．
- 白血球増多を示すこともありますが，減少することもあります．
- 貧血になることもあります．

Ⅱ　結核の診断

- 骨髄結核では汎血球減少を示すこともあります．
- 赤沈は一般に亢進しますが，正常のこともあります．
- 結核性胸膜炎では胸水のアデノシンデアミナーゼ（adenosine deaminase：ADA）が有用で，40〜50 IU/mL 以上では結核の可能性が高くなります．

b．ツベルクリン反応，インターフェロンγ遊離試験

- 「Ⅵ章　5．結核感染のスクリーニング方法」（p86）で詳述します．

c．経気管吸引法（transtracheal aspiration：TTA）

- 甲状軟骨上部の皮膚を局所麻酔後，細いカテーテルを気管内に刺入し，分泌物を吸引します．
- 吸引できないときは少量（1〜数 mL）の滅菌生理食塩液を注入後，直ちに気管内分泌物を吸引します．

d．気管支鏡検査

- 気管・気管支結核では気管支鏡により直接病変を観察することが可能です．
- 粘膜の発赤，腫脹から潰瘍形成，瘢痕による高度の狭窄まで病期によって所見はさまざまです．
- 肺の末梢病変は，X線透視下に選択的に擦過したり，経気管支肺生検をすることが多いです．
- 気管支鏡検査は，咳を誘発した際に結核菌を飛散させるため，医療従事者には結核感染のリスクが伴います．
- 気管支鏡検査は，陰圧の検査室（可能であれば）で行い，医療従事者は N95 規格のマスクを着用するなど，空気感染予防策を講じる必要があります．
- 結核が強く疑われるときは気管支鏡検査をできるだけ避けるべきです．気管支鏡検査や気管支肺胞洗浄は，結核が悪化するおそれがあります．

- 検査後は，速やかに治療を開始するなど十分な注意と対策が必要です．
- 非結核性抗酸菌による気管支鏡の汚染にも注意が必要です．
- このため，気管支鏡の日常の保守管理（洗浄，消毒）を厳重に行うことが肝要です．

e．胸腔穿刺，胸膜生検
- 胸水の性状は診断に有用です．
- 胸水から結核菌が分離される確率は低く，同時に胸膜生検を行うことで診断率の向上を期待します．

f．胸腔鏡検査
- 胸腔鏡検査は，病変を直視して生検をすることができます（診断率が高く100％に近い）．

g．外科的胸腔鏡下肺生検，開胸肺生検
- 前述の諸検査を行っても診断が確定できない場合は胸腔鏡下肺生検あるいは開胸肺生検が必要になります．
- 肺結核患者に肺癌を合併することもあり，一般人口の肺癌罹患率より高いことがわかっています．
- 肺癌患者は，原疾患や抗癌剤による免疫低下により肺結核を合併しやすいこともわかっています．
- 肺癌が否定できない場合には積極的に外科的肺生検を行います．
- 肺癌と肺結核が同時に同部位に存在することもまれではありません．肺癌診断後の治療経過を注意深く観察することが重要です．

h．採取検体の検査
- 穿刺，擦過，生検などで採取した検体は結核を含む細菌学的検査，病理検査および遺伝子増幅検査に提出します．
- 病理用に固定する前に，生検検体の一部を細菌学的検査に提出することが重要です．

Ⅱ 結核の診断

- 検体量が少なく，細菌学的検査に供する余裕がないときは，検体を生理食塩液中で洗った洗浄液を細菌学的検査に提出します．
- 類上皮細胞肉芽腫を認めた場合，結核以外にも，非結核性抗酸菌症，真菌感染症を鑑別することが必要です．

6 ハイリスク者の結核

- 結核のリスクファクターには糖尿病，癌，膠原病，HIV感染，血液透析中，塵肺，低栄養など（表4）があります．
- 発病の危険が高い者，あるいは発病して重症化する危険が高い者を「ハイリスク者」といいます（ハイリスクグループを表5に示します）．
- HIV感染者に合併した結核は重症であり，全身に広範に病変が形成されたり，非典型的な病像を呈したりします．
- 一般にCD4リンパ球数が400/μL以下になると結核を発症しやすいといわれています．

表4 結核のリスクファクター

	発病の相対危険度（倍）
AIDS	170.3
HIV感染者	110
珪肺	30
頭頸部の癌	16
血友病	9.4
免疫抑制薬治療	11.9
血液透析	10〜15
低体重	2.2〜4
多量喫煙	2.2
胃切除	5
空腸回腸バイパス	2.7〜6.3
糖尿病	3
やせ型の人	3

健常者が結核に感染してから数年以上たった時のリスクを「1」とした時の各ファクターの発病リスクを表す

(Rieder HL et al：Epidemiol Rev 11：79-98, 1989)

表5　ハイリスクグループ

●結核を発病するリスクの高い者，あるいは発病して重症化するリスクの高い者．
　①〜④は既感染率が高く，結核発病の危険が高い者，⑤〜⑨は感染を受けた場合，発病しやすく，また，発病すると重症化しやすい者．
　　　①高齢者収容施設入所者およびデイケアに通院する者
　　　②ホームレス，特定結核高度蔓延地域の住民
　　　③入国後3年以内の外国人，日本語学校に通学する者
　　　④結核治癒所見を持っている者
　　　⑤HIV感染者
　　　⑥珪肺，血液悪性腫瘍，頭頸部癌，人工透析などの患者，低栄養者
　　　⑦コントロールの不良な糖尿病患者
　　　⑧免疫抑制薬，長期ステロイド，抗癌剤，TNFα阻害薬などで治療中の者
　　　⑨BCG接種歴のない乳幼児（0〜4歳）

[日本結核病学会（編）：結核診療ガイドライン，南江堂，東京，改訂第3版，p34，2015より改変]

- HIV感染者の結核は肺外結核が多いことが特徴です．
- HIV感染者の結核肺病変は，免疫能が低下すると空洞形成がみられなくなり，滲出性病変が主体となります．
- 最近，関節リウマチなどの治療にTNFα阻害薬などの生物学的製剤が使われており，結核発病の危険が高まります．
- 生物学的製剤を投与するときは結核の発病予防に注意が必要です．
- 喫煙は肺癌と肺結核の共通のリスクファクターです．
- 0〜4歳の乳幼児では細胞性免疫が十分に発達していないので，感染を受けると結核を発病しやすいことがわかっています．

7　肺外結核の症状と診断について

- 特殊な場合を除けば，肺外結核は肺結核に続発します．
- 結核菌は肺の病巣からリンパ節を通り，リンパ管から静脈角に至り，血流に入ります．
- このような経路をたどって全身に結核菌が播種されます．
- 膿，尿，体液，分泌物など病巣由来の検体で結核菌検査や遺伝子増幅検査を行うことが診断に役立ちます．

Ⅱ 結核の診断

- 下記以外に，眼結核，皮膚結核，中耳結核，胸囲結核，腸結核，肝結核，結核性腹膜炎，尿路結核，男性性器結核，女性性器結核などがあります．

a．結核性髄膜炎，脳結核（図7）

- 小児やHIV感染者などの細胞性免疫機能が未発達または低下している者に多い結核です．
- 治療が遅れると，死亡に至ったり，回復しても重度の障害を残すことがあります．
- CTやMRIでの脳室拡大像，梗塞像，脳底部異常造影効果などの所見が重要です．
- 髄液所見，髄液中の結核菌遺伝子増幅検査やADA測定が診断の助けとなります．

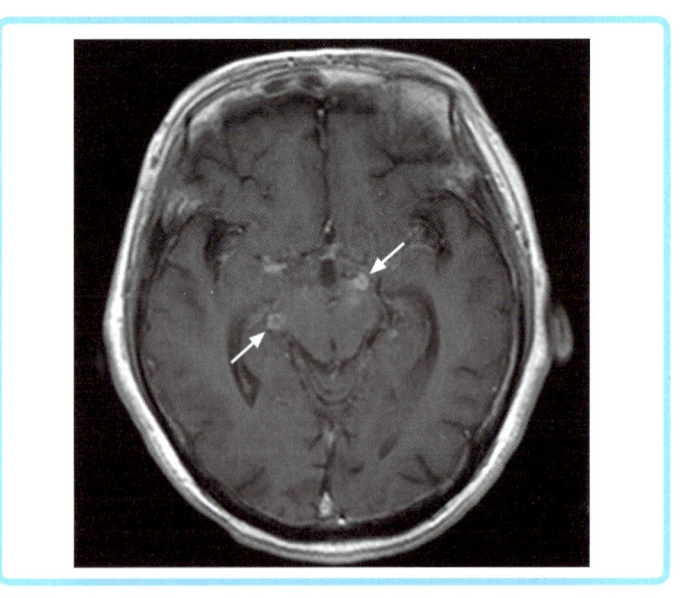

図7 脳結核
左大脳脚内側と右大脳脚外側部に造影される結節影と同時に，肺結核として喀痰から結核菌の証明あり．

b. 喉頭結核
- 喉頭結核は直接に吸入した結核菌の感染による場合もありますが，多くは肺病巣からの菌が喉頭に病変を形成します．
- 結核菌を排菌するので，他者へ感染を及ぼす危険が高い結核です．

c. 頸部リンパ節結核
- 頸部リンパ節腫脹を訴えて受診する中では比較的頻度が高い疾患です．
- 症状は病期により異なり，無痛性のものから潰瘍や瘻孔を形成するものまであります．

d. 結核性胸膜炎
- 結核罹患率が減少するにつれて，胸水貯留疾患の中で結核性胸膜炎の頻度は低下してきました．
- 胸水中の ADA が診断補助になります．

e. 結核性膿胸
- 結核性胸膜炎に続発することが多い結核です．
- 発症から 3 ヵ月以内のものを急性膿胸，それ以上経過した場合を慢性膿胸といいます．
- 急性結核性膿胸は容易に慢性膿胸に移行します．

f. 結核性心膜炎
- 心タンポナーデをきたすことがあります．
- 心嚢液から結核菌を証明することは困難であり，心嚢液中 ADA が診断の手がかりとなります．
- 慢性化すると収縮性心外膜炎となり，心不全を起こすことが多くなります．

g. 骨結核・関節結核

- 肺から血行性に結核菌が骨に到達して起こります．
- 骨盤，大腿骨，足根骨なども病巣をつくりますが，脊椎が最も頻度が高いです．
- 肉芽腫が崩壊すると膿瘍が形成され，膿汁が骨外に出ることがあります（流注膿瘍）．

1）脊椎カリエス（図8）
- 腰痛が主訴となることが多いですが，全身倦怠感や発熱が先行することもあります．

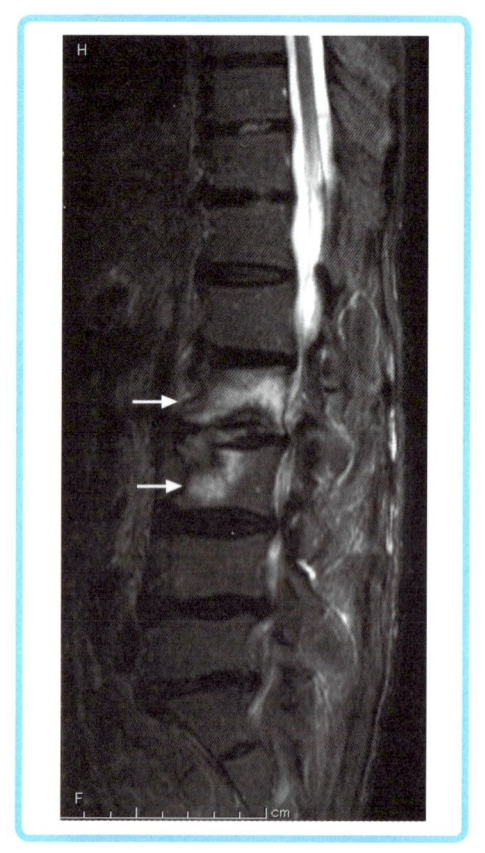

図8　脊椎カリエス

- 病巣が拡大すると膿瘍が増大し，流注膿瘍として尾側に拡がり，脊髄や神経を圧迫し，神経症状（しびれなど）や筋力低下などを呈します．
- 単純 X 線写真で椎間板腔の狭小化がみられ，進行すると骨破壊に至ります．
- 運動神経障害をきたしやすいため，外科的処置を必要とすることが多いです．

2）関節結核
- 股関節，膝関節，足関節，仙腸関節，肩関節，手関節など単関節に罹患することが多いです．

h．粟粒結核
- 結核菌が血行性に播種した場合，多臓器に結核病変ができます．

i．気管・気管支結核
- 気管・気管支結核は肺結核に分類されます．しかし，病態や後遺症による予後は肺結核とは異なります．
- 咳嗽，喀痰，結核菌の排菌があっても胸部 X 線では所見に乏しいこともあります．
- 気管支鏡で気管・気管支内腔を観察すると病期に応じたさまざまな所見がみられます．
- 治癒後に瘢痕性狭窄や閉塞をきたすことがあります．

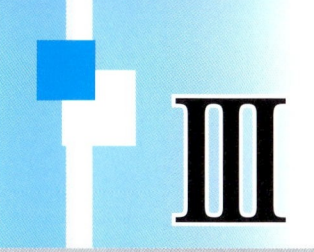

III 結核菌検査

1 抗酸菌検査について

- 結核は結核菌（*Mycobacterium tuberculosis*：*M. tuberculosis*）による感染症であり，かつ環境中に常在することは考えにくく，ヒトの検体から1コロニーでも検出されれば感染症として治療の対象になりますので，診断にあたっては菌検査が重要です．また，核酸増幅法のように，結核菌特異的な遺伝子を検出するだけでもかなり確実な診断の根拠となります．
- 抗酸菌検査はもともと結核菌を検出することを目的に発達してきましたが，現在では非結核性抗酸菌の頻度が増えましたので，「抗酸菌陽性＝結核菌陽性」とは限りません．きちんと菌種の同定を行うことが重要です．
- 抗酸菌検査には，塗抹検査，培養検査，同定検査，薬剤感受性試験，核酸増幅法検査があります．
- 初期診断時の抗酸菌検査は次のように依頼します．
   ① あらゆる検体において，塗抹検査と培養検査を一緒にオーダーします．ただし糞便は培養検査のみをオーダーします．
   ②「結核菌核酸増幅法検査」は，結核を強く疑う場合にオーダーします．また，必ず塗抹・培養検査と同時にオーダーし，単独でオーダーすることは避けましょう（結果が陽性のときに解釈の混乱のもとになります）．
   ③ もし塗抹検査が陽性であれば，その検体に対して「結核菌核酸増幅法検査」もオーダーし，結核菌陽性かどうかをチェックします（オー

ダーされていない場合），結核菌陰性であれば，さらに「*M. avium*, *M. intracellulare* 核酸同定検査」を行います．
④もし培養検査が陽性となれば，まず結核菌かどうかの同定を行います．結核菌ではなく非結核性抗酸菌と判明すればさらに検査を行って菌種同定を行います．
⑤結核菌，*M. avium* complex（*M. avium* と *M. intracellulare* を併せた名称で，MAC ともいいます），*M. kansasii* についてはそれぞれ菌種に適した薬剤感受性試験をオーダーします．

2 検査材料ごとの処理方法と注意点

a．喀　痰

- 喀痰検査は 1 日 1 回，連続 3 日間検査を行います．1 回より 2 回，2 回より 3 回行う方が検出感度は高くなり，4 回以上行っても感度は変わらないとされています．
- 喀痰の喀出は周囲への感染リスクを伴います．採取は採痰ブース内で行うことが望ましいですが，それが不可能なら少なくとも他の患者と接触しない場所で行うようにします．
- 採取したら直ちに検査室へ提出することが望ましいですが，それが不可能な場合は 4℃ であれば 24～72 時間保存可能です．
- どうしても出ないときは 3％高張食塩液を 20 mL 程度ネブライザーで吸入させて誘発喀痰を採取します．それでも出ないときは，胃液採取や気管支鏡検査を考慮します．

b．胃　液

- 早朝空腹時に，鼻や口から胃管チューブを挿入して採取します．胃液は強酸性のため冷蔵でも抗酸菌が死滅するので，速やかに検査室へ提出します．4 時間以内に処理できないときは，炭酸ソーダ 100 mg を加えて酸を中和しておきます．

c. 気管支鏡検体
- 肺の抗酸菌感染症が疑われる患者で喀痰や胃液検査で診断がつかない場合には気管支鏡検査を行い，気管支洗浄液や気管支肺胞洗浄液を抗酸菌検査に提出します．
- 気管支鏡検査で病巣を擦過した後に，病巣から良質の喀痰が喀出されることがあるので，検査後に喀痰検査を出しておきます．

d. 血　液
- 血液中では抗酸菌は白血球の細胞内に存在しますので，培養前に白血球を破壊する必要があります．抗酸菌培養のための専用採血ボトルが市販されています．

e. 尿
- 尿路結核の他，粟粒結核でも菌を検出できることがあります．

f. 便
- 腸結核疑いなど特別な場合を除けば通常は検査を行いません．腸管内には非結核性抗酸菌が常在していますので，塗抹検査は行わず培養検査のみを行います．

g. 組　織
- リンパ節などの組織において抗酸菌感染症が疑われる場合には，ホルマリン固定する前に一部を抗酸菌検査に提出します（ホルマリン固定すると遺伝子が切断されてしまい検出がきわめて困難になります）．滅菌生理食塩液に浮遊させて提出してもよいでしょう．

h. 体腔液
- 胸水，腹水，髄液，心囊水などを無菌的に採取して検査に提出します．一般的に菌量は少ないのでできるだけ多量に採取します．

Ⅲ 結核菌検査

3 塗抹検査

a. 塗抹検査とは何か

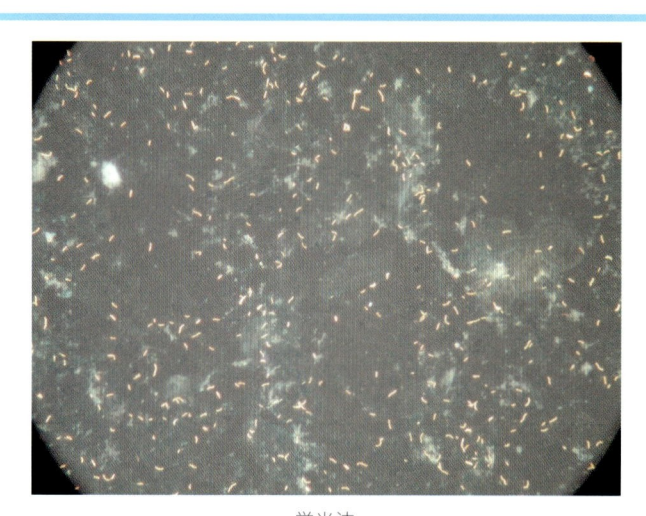

蛍光法

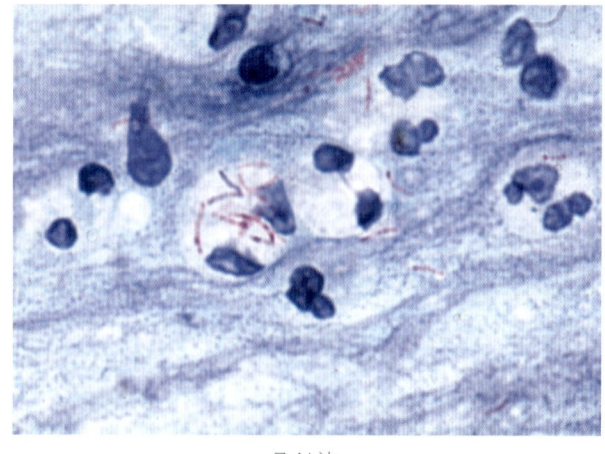

Z-N 法

図1 抗酸菌塗抹陽性喀痰の鏡検写真

- 塗抹検査は短時間で結果が得られ迅速診断としての有用性が高い検査ですが，感度は培養検査に劣ります．検出限界は，培養検査では検体 1 mL あたり抗酸菌数が 10～数百個であるのに対し，塗抹検査では 5,000～1 万個となります．
- 塗抹検査は，排菌量の把握，感染性の評価，治療経過の評価，退院時期の判断など，患者管理においても必要不可欠な検査です．
- 結核菌は細胞に寄生するので，喀痰の膿性部に多く存在します．かつては検体の膿性部をそのまま用いる直接塗抹法でしたが，現在では精度を保つために（どこを採っても同じ結果が出るように），均等化・遠心集菌した検体を用いるのが標準法とされています．

b．塗抹検査にはどのような方法があるのか

- 塗抹検査には，蛍光顕微鏡で 200 倍で鏡検する蛍光法と，光学顕微鏡により 1,000 倍で鏡検するチール・ネルゼン（Ziehl-Neelsen：Z-N）法があります（図1）．蛍光法の方が見落としが少なく観察時間も短くてすむために推奨されています．ただし蛍光法では，糸くずなどが光ってみえることがあるので，菌数の少ない検体では同じ標本を Z-N 法でも確認する必要があります．

表1　鏡検における検出菌数記載法

記載法	蛍光法 （200 倍）	Z-N 法 （1,000 倍）	備考* （ガフキー号数）
−	0/30 視野	0/300 視野	G0
±	1～2/30 視野	1～2/300 視野	G1
1+	1～19/10 視野	1～9/100 視野	G2
2+	≧20/10 視野	≧10/100 視野	G5
3+	≧100/1 視野	≧10/1 視野	G9

*相当するガフキー号数
[樋口武史：塗抹検査．結核菌検査指針 2007，日本結核病学会抗酸菌検査法検討委員会（編），結核予防会，東京，p29，2007]

c. 塗抹検査の結果はどう考えればよいのか
- 鏡検における菌数の記載法を表1に示します．塗抹検査で±の場合は必ず再検査を行います．

4 培養検査

a. 培養検査とは何か
- 培養検査は，多くの日数がかかるのが欠点ですが，塗抹よりも感度が高く，また培養で発育した分離菌を用いて菌種の同定，薬剤感受性試験を行うことができます．
- 喀痰などの汚染検体では，全体を均質化し，雑菌を殺して，抗酸菌のみを選択的に培養するために前処理が必要です．

b. 培地の種類と特徴について
- 抗酸菌培養に用いる培地には固形培地，液体培地があります．固形培地には卵培地と寒天培地があります．
  ①卵培地
  - 卵培地として日本では2%小川培地が広く用いられてきました．
  - 卵培地は検出感度，迅速性において液体培地に劣りますが，安価です．
  - 培地上のコロニーが観察できますので，菌量の定量も可能ですし，結核菌か非結核性抗酸菌かの推定もある程度可能です．

  ②寒天培地
  - Middlebrook 7H10 および 7H11 培地があります．

  ③液体培地
  - 検出感度，迅速性では最も優れていますが，高価で，通常使用には機器を必要とします．ミジット（Mycobacteria Growth Indicator Tube：MGIT）システムが広く用いられています．
  - 溶存酸素に感受性を持つ蛍光化合物が試験管底部に埋め込まれて

おり，菌の増殖により培地中の溶存酸素が消費されると，紫外線の照射によりオレンジ色の蛍光を発することで発育を検知・定量（発光量の定量で，菌量の直接定量はできません）できるシステムです．

c．MGITシステムと小川培地の使い分け

- MGITシステムは検出感度，迅速性において優れていますが，液体培地のため菌量の測定が行えませんし，汚染率が高い傾向があります．
- また結核菌と非結核性抗酸菌の混合排菌の場合，MGITシステムでは分離が困難ですが，小川培地では結核菌のコロニーのみ拾い上げて分離することも可能です．
- したがって，初回診断時には診断率向上のためMGITシステムと小川培地の両培地を併用することが望ましいです．
- ただ，診断後の経過観察には，安価で菌量測定が可能な小川培地で十分です．

5　同定検査

a．同定検査とは何か

- 抗酸菌培養が陽性となった場合，菌種同定検査を行います．ナイアシンテストなどの生化学的性状検査による同定は，結果が不安定であり時間もかかることから現在ではほとんど行われておらず，遺伝子検査が広く用いられています．

b．同定検査にはどのような方法があるのか

- 現在行われている主な同定検査は以下のとおりです．なお，以下に挙げる検査はいずれも，検出できるのは結核菌群かどうかの同定までであり，結核菌群内の個々の菌種（*M. tuberculosis*, *M. bovis*, *M. africanum*, *M. microti* など）の同定はできません．ただ，臨床現場で結

核菌群と同定されれば，そのほとんどは *M. tuberculosis* であると考えてよいでしょう．

① 結核菌群抗原定性（キャピリア TB）法
- 結核菌群の分泌する蛋白 MPB64 をイムノクロマトグラフィー法で検出するもので，15 分程度で結果が判明します．
- 最も簡便な検査ですが，まれに結核菌群でも偽陰性があります．

② DNA プローブ（アキュプローブ）法
- 菌の rDNA 配列の中でその菌種に特異的な部分を DNA プローブとし，被検菌体から抽出した rRNA との間でハイブリダイゼーションを行うことにより検出を行います．
- 結核菌群および MAC の同定が可能です．

③ マイクロプレートハイブリダイゼーション（DDH マイコバクテリア）法
- 被検菌体から抽出した DNA と，あらかじめマイクロプレートに固定してある抗酸菌 18 菌種基準株から抽出した DNA との間で DNA-DNA ハイブリダイゼーションさせることにより検出を行います．十分な菌量を必要とするのでやや所要日数がかかります．
- 結核菌群，*M. kansasii*，*M. marinum*，*M. simiae*，*M. scrofulaceum*，*M. gordonae*，*M. szulgai*，*M. avium*，*M. intracellulare*，*M. gastri*，*M. xenopi*，*M. nonchromogenicum*，*M. terrae*，*M. triviale*，*M. fortuitum*，*M. chelonae*，*M. abscessus*，*M. peregrinum* の同定が可能です．

④ 核酸増幅法
- 培養菌株に対して，PCR 法や loop-mediated isothermal amplification（LAMP）法など，後で述べる核酸増幅法を行って同定することも可能です．

c. どのような手順で進めるのか

- 抗酸菌の発育がみられたときの通常の同定手順としては，まずキャピリア TB 法を行って結核菌群かどうかの同定を行います．非結核性抗

酸菌と判明すれば，アキュプローブ法または核酸増幅法によりMACの同定を行います．MACが否定されれば，DDHマイコバクテリア法を行ってそれ以外の菌種の同定を行うとよいでしょう．
- 現在では分子遺伝学的な手法の進歩により新たな菌種の発見が相次いでおり，150以上の菌種が登録されています．DDHマイコバクテリア法でも同定不可能なまれな菌種の同定については，結核研究所など専門機関に相談することが勧められます．

6 薬剤感受性試験

a．薬剤感受性試験とは何か
- 薬剤感受性試験とは，治療に使用する薬剤の効果を事前に判断するための臨床検査です．
- 患者に薬剤を投与し，治るかどうかを評価するという手法は一般細菌感染症などでは日常的によく行われていますが，結核は細菌性肺炎のように3日で炎症反応や臨床症状が改善することはなく，最低でも6ヵ月間の長期治療を標準的に行うので，治療反応で薬剤効果を判断すると，結果がわかったときにはすでに手遅れ，という事態になりかねません．
- したがって，薬剤効果が期待できるかどうかを少なくとも臨床経過よりも先に知ることを目的として，患者から分離された結核菌を使用し，薬剤の効果を試験管内で評価します．

b．なぜ薬剤感受性試験をしなければならないのか
- 耐性結核菌がまったく存在しなければ，感受性試験を実施する必要はありません．しかし，日本では大量の抗結核薬が使用されてきた歴史があり，その結果として一定頻度の耐性結核菌が市中に蔓延しています（図2）．
- それでも日本国内の耐性結核は世界的には低率ですが，最近増えてい

III 結核菌検査

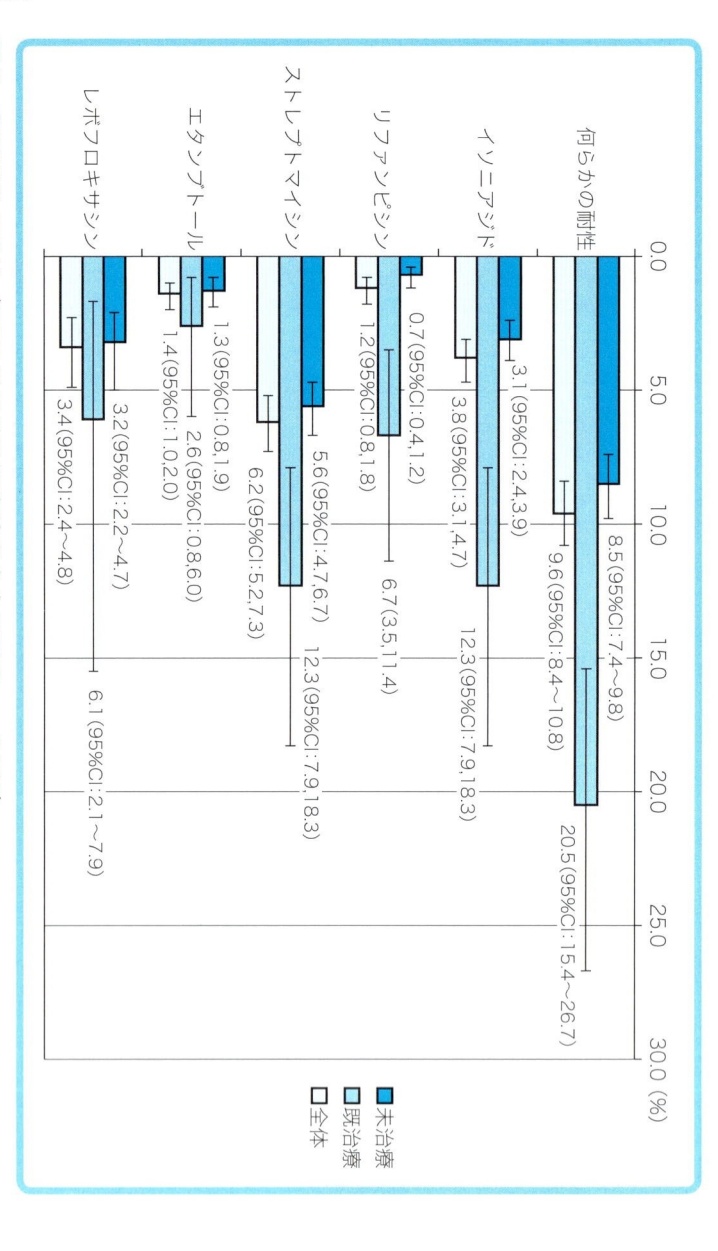

図2 薬剤耐性の現状（2007 結核療法研究協議会全国調査 n=2,292）

未治療耐性は明らかな治療歴がないもの、あるいは治療1カ月未満の患者での耐性を示す。既治療耐性は過去に結核の治療歴があるもの、あるいは治療開始後1カ月以上の患者での耐性を示す。
95%CI：95%信頼区間
[Tuberculosis Research Committee (RYOKEN): Nationwide survey of anti-tuberculosis drug resistance in Japan. Int J Tuberc Lung Dis 19：157-162, 2015]

薬剤	未治療	既治療	全体
何らかの耐性	8.5 (95%CI:7.4〜9.8)	20.5 (95%CI:15.4〜26.7)	9.6 (95%CI:8.4〜10.8)
イソニアジド	3.1 (95%CI:2.4,3.9)	12.3 (95%CI:7.9,18.3)	3.8 (95%CI:3.1,4.7)
リファンピシン	0.7 (95%CI:0.4,1.2)	6.7 (3.5,11.4)	1.2 (95%CI:0.8,1.8)
ストレプトマイシン	5.6 (95%CI:4.7,6.7)	12.3 (95%CI:7.9,18.3)	6.2 (95%CI:5.2,7.3)
エタンブトール	1.3 (95%CI:0.8,1.9)	2.6 (95%CI:0.8,6.0)	1.4 (95%CI:1.0,2.0)
レボフロキサシン	3.2 (95%CI:2.2〜4.7)	6.1 (95%CI:2.1〜7.9)	3.4 (95%CI:2.4〜4.8)

る外国人の結核では海外の疫学状況を反映して，耐性菌が多く認められます．
- このような状況では，治療に使用する薬剤がすべて有効であると保証できません．したがって，可能な限り迅速に薬剤効果を予測することが必要になるのです．

c. 耐性結核菌はどうやってできるのか
- 結核菌の遺伝子には一定の割合で突然変異が発生し，それが都合よくある薬剤の作用機序に関連する機能を阻害して，なおかつ菌自体に対して致死的とならない場合，その菌はある薬剤に対して抵抗性となります（耐性機序）．
- 感染している菌の数は膨大なので，1個の菌が抵抗性を増しても全体としては「耐性」にはなりませんが，一方で大多数を占める「感受性菌」が抗生物質治療によって減少すると，その間に増殖した抵抗性の株が多数を占めるようになり，いずれ全体としても「耐性菌」の集団となります．
- 治療中にこの現象が起きれば「既治療耐性」となり，耐性菌が感染して初めて発病すれば「初感染（未治療）耐性」となります．

d. 薬剤感受性試験にはどのような方法があるのか
- 具体的に薬剤感受性試験を行うにはどうすればよいでしょうか．一般的には一定濃度の薬剤を含んだ培地に，同じく一定濃度に調製した結核菌を接種して，発育するかどうかを観察します．
- 検査する菌が正常に発育することを確認する目的で，同時に薬剤を含まない培地にも同じ菌量を接種します（陽性対照）．
- 陽性対照が十分に発育した時点で，薬剤を含んでいる培地に一定以下（通常1％未満）の発育しかみられない場合は「感受性」，1％を超えて発育している場合は「耐性」と判断します．
- この方法は「比率法」と呼ばれる方法で，日本の薬剤感受性試験の標準法となっています．

Ⅲ 結核菌検査

- 比率法は結核菌を薬剤に曝露して発育の有無を調べる方法ですが，最近では先に説明した「耐性機序」を利用して，遺伝子の変異を調べて耐性を推定する方法もあります．菌の発育に依存しない方法です．

e．薬剤感受性試験はどれがよいのか

- 先に挙げた比率法の他に，結核菌の発育を観察する方法として薬剤の最小発育阻止濃度（minimum inhibitory concentration：MIC）を測定する方法もあります．
- 比率法には固形培地と液体培地のどちらも使用可能です（培養検査の項を参照）．固形培地での比率法は，一般的に使用するすべての抗結核薬で感受性試験の実施が可能ですが，菌を接種してから結果を確認するまでに3～6週間程度の時間を必要とします．
- MIC法は一部の薬剤のみに実施が制限されますが，液体培地を使用するので菌を接種してから結果を得るまでの時間が7～10日と比較的短

表2　薬剤感受性試験法の種類と利点および欠点

原理	方法	特徴	利点	欠点	キットなど
結核菌の発育評価	比率法	結核菌を薬剤含有培地に接種して発育を観察する	固形培地（標準法）であれば全薬剤に対応可能．液体培地でも迅速に実施可能	生菌を扱うので生物学的に危険．固形培地では結果を得るまでに時間がかかる	ビットスペクトルSR（極東製薬）ウエルパックS（日本ビーシージー製造）
	MIC法	結核菌を段階希釈した薬剤含有培地に接種してMICを測定する	迅速に実施可能であり，MIC値が得られる	薬剤が限定的．実施に熟練が必要．判定保留となることがある	ブロスミックMTB-Ⅰ（極東製薬）
耐性機序の評価	遺伝子解析	耐性機序に対応する遺伝子の特定の変異の有無を調べる	結核菌の発育を待つ必要がないので迅速，殺菌してから実施可能なので安全	薬剤が限定的	ジェノスカラー®RifTB（ニプロ）ジェノスカラー®PZATB（ニプロ）ジェノスカラー®INHTB（ニプロ）

46

いのが特徴です．
- 比率法でも液体培地を一部の薬剤で使用でき，結果を得るまでの期間も7〜14日と比較的短時間です．
- 一方，遺伝子変異を調べる方法では，塗抹陽性程度の菌量があれば検体から直接実施することも可能です．
- 基本的には1日程度で結果が得られますが，対象薬剤がリファンピシン，イソニアジド，ピラジナミドなどの薬剤に限定されます．
- 発育に依存する方法と，遺伝子を利用した方法の利点と欠点を表2に示しました．

f. 薬剤感受性試験はどのような場合に行うのか

- 結核医療の基準には「すべての臨床分離結核菌で薬剤感受性試験を実施する」と記載されています．
- 耐性菌に迅速に対応することを考えれば，感受性試験は迅速な方が有利です．
- 結核菌の発育を評価する方法だけで考えれば，診断時の培養検査を液体培地で実施して，結果が陽性になったら，その検体をそのまま感受性試験に利用するのが最も迅速な手段です．
- 日本ではバクテック™ MGIT™ 960 AST（ベクトン・ディッキンソン）という試薬システムでしか実施できないので，薬剤はイソニアジド，リファンピシン，ストレプトマイシン，エタンブトールおよびピラジナミド（別の試薬を使用）に限定されますが，逆にこれらの薬剤に感受性であれば標準治療内容で大丈夫ということになります．

g. 薬剤感受性試験の結果はどう考えればよいのか

- 薬剤感受性試験は対象薬剤の臨床効果の期待度を判断する検査なので，「感受性」と判定されれば治療効果が期待できます．
- 一方「耐性」と判断された場合は，十分な臨床効果が期待できないことを意味します．

h. 薬剤感受性試験の注意点は

- 比率法による感受性試験は結核菌のためにつくられた方法なので，結核菌以外の非結核性抗酸菌には基本的に使用できません（*M. kansasii* のリファンピシン感受性試験は除く）．

7 核酸増幅法検査

a. 核酸増幅法とは何か

- 核酸増幅法とは，遺伝子を試験管内で数百万倍にも増幅し，微量な微生物などを検出するための技術です．
- 結核菌は一般的に発育が遅いので，培養検査では検査結果が得られるまでに数週間かかりますが，現在の核酸増幅法は半日以内で結果が得られるので，とくに結核の感染制御を考えると有用性の高い検査です．

b. 市販の核酸増幅法検査にはどのようなものがあるか

- 以下に現在日本国内で保険適用を受けている核酸増幅法の種類と特徴を示します．

1）コバス® TaqMan® MTB および MAI
- リアルタイム PCR と呼ばれる増幅法を使用しており，専用の遺伝子抽出キットと組み合わせて使用します．
- 検体処理から結果が得られるまでに 3 時間ほどかかります．
- コバス® TaqMan® MTB は結核菌の検出と同定を行い，コバス® TaqMan® MAI は *M. avium* および *M. intracellulare* を検出し同定します．

2）DNA プローブ「FR」-MTD および MAC ダイレクト
- 核酸増幅法として transcription mediated amplification (TMA) と呼ばれる方法を使用し，菌の RNA を増幅します．
- 検査終了までにおよそ 6 時間かかります．

7　核酸増幅法検査

3）TRCRapid® M. TB および MAC
- 核酸増幅法として，transcription reverse transcription concerted reaction（TRC）法を用います．
- TRC法はrRNAを標的とし，逆転写反応とRNAポリメラーゼにより逆転写反応と転写反応を繰り返すことによって一定温度でRNAを増幅します．
- INAFプローブと呼ばれる遺伝子を用いて増幅しながら検出・同定を行うので迅速性が高いのが特徴です．測定時間は1.5時間程度といわれています．

4）TRCReady® MTB および MAC
- 増幅法は3）のTRCRapid®と同じですが，核酸抽出から増幅，検出，同定までの工程が自動化されており，簡便性が高いです．
- 核酸の精製・増幅・検出にかかる時間は50分程度です．

5）ジーンキューブ® MTB および MAC
- 検体の核酸抽出から増幅・検出までを全自動で実施する装置です．
- 核酸増幅法としてPCR法を利用しており，検出にはQProbeという方法を用いています．
- 結核菌群用と *M. avium* complex（MAC）用検出試薬があり，測定時間は約50分とされています．

6）Loopamp® 結核菌群検出試薬キット
- 核酸増幅法としてLAMP法を使用しています．
- 結核菌群の検出が可能であり，通常「Loopamp® PURE DNA 抽出キット」を用いて検体から核酸を抽出し，抽出液をそのまま「Loopamp®結核菌群検出試薬キット」を用いて増幅，検出します．
- 測定にかかる時間は約50分です．

c．核酸増幅法はどれがよいのか

- 核酸増幅法検査の感度は，一般に塗抹陽性・培養陽性となる検体では95％以上，塗抹陰性で培養陽性となる検体では50〜70％であり，特異度はほぼ100％と考えられています．

Ⅲ 結核菌検査

- これは臨床検体 1 mL 中に 500〜1,000 個程度以上の結核菌がないと陽性にならない計算です．ちなみにこの感度は小川培地による検査と同程度であり，液体培地による培養検査よりもやや低い感度です．
- 現在利用できる核酸増幅法検査の臨床感度はどの検査法でもほぼ同じですので，精度として特定の方法（キット）を推奨する理由はありま

表3　核酸増幅法検査と他の検査結果の相関解釈

核酸増幅法（結核菌）	塗抹検査	培養検査	結果の解釈
陽性	陽性	結核菌群	結核菌群による感染（多量菌）
		非結核性抗酸菌群	偽陽性あるいは混合感染の可能性
		陰性	死菌（結核菌）あるいは過剰な培養前処理の可能性
		雑菌汚染	結核菌群による感染の可能性（菌の生死は不明）
	陰性	結核菌群	結核菌群による感染（少数菌）
		非結核性抗酸菌群	偽陽性あるいは混合感染の可能性
		陰性	● 結核菌群による感染の可能性（少数菌） ● 死菌（結核菌）あるいは過剰な培養前処理の可能性 ● 汚染の可能性
		雑菌汚染	● 結核菌群による感染の可能性（少数菌・生死不明） ● 死菌や汚染の可能性も否定できない
陰性	陽性	結核菌群	偽陰性の可能性大
		非結核性抗酸菌群	非結核性抗酸菌の存在（菌多量）
		陰性	塗抹偽陽性の可能性
		雑菌汚染	抗酸菌感染の可能性あり
	陰性	結核菌群	ごく少数の結核菌による感染の可能性
		非結核性抗酸菌群	非結核性抗酸菌の存在（菌少数）
		陰性	抗酸菌陰性あるいは検出限界以下である可能性
		雑菌汚染	判定不能

せん．方法を選択する際は，使い勝手や検査規模を参考にすればよいと思われます．

d. どういうときに使用すればよいのか
- 結核症が疑われる症例で使用します．結核は迅速な感染制御が要求される疾患なので，疑い症例には積極的に利用すべきと考えます．

e. どんな検体が利用できるのか
- 喀痰検体はすべての核酸増幅法で使用できます．その他の検体については，製品によって適応となっている検体が異なるため，各々の説明書を参照する必要があります．

f. 核酸増幅法検査の結果の解釈はどうすればよいのか
- 核酸増幅法は高感度・高特異度の検査ですが，標的遺伝子さえあれば陽性になりうるので，結核菌が生きているのか死んでいるのかを判断することはできません．一部のキットは標的遺伝子にRNAを使用していますが，これはリボゾームRNAなので，やはり菌の生死とは相関しません．
- そのため，診断時に利用することは一般に問題ありませんが，経過観察に使用すると培養検査と相関しないなどの問題が発生します．
- 他の検査との関係性と解釈を表3にまとめました．

g. 検査上の注意点は何か
- 検査室内やベッドサイドでの交叉汚染などで誤って核酸増幅法検査が陽性になる可能性は常にあります．核酸増幅法陽性の結果が他の臨床所見と整合するかどうか常に確認する必要があります．

IV 結核患者の管理

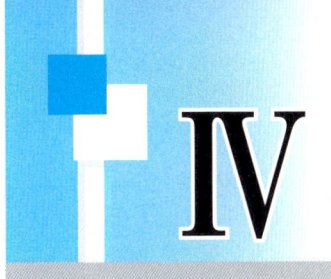

1 患者の発生届について知る

a. 医師による届出義務

- 結核は,感染症法による「二類感染症」に分類されます.
- 医師は結核の患者など(次項 b. で示す届出基準を満たす患者)を診断したときは,<u>直ちに,最寄りの保健所に届け出なければなりません</u>(感染症法第 12 条).
- 患者の住所(居住地)が別の保健所管内にある場合でも,最寄りの保健所に届出を行えば,その内容が患者居住地の保健所へ通知されます(感染症法第 53 条の 10).
- 患者が死亡した後の結核診断例についても届出が必要となります.
- 発生届を受けて,保健所は医療機関などと連携しながら,患者への訪問面接や治療支援,疫学調査および接触者健診などの業務を実施しています(図 1).
- 結核患者を診断した医師による届出は,これを怠った場合の罰則(50 万円以下の罰金)付きの義務規定[※注]となっています

  [※注] 結核患者の届出を怠った悪質な例として保健所から告発された医師が,2003 年に罰金刑を命じられています.この事例では,罰金刑に連動して厚生労働大臣から「医業停止 6 ヵ月」の行政処分も下されています.

Ⅳ 結核患者の管理

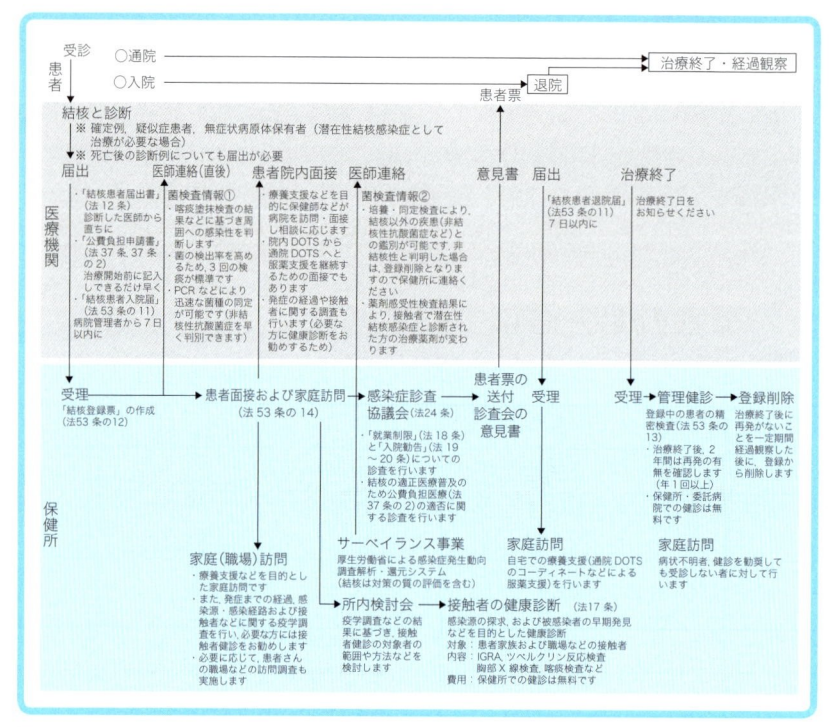

図1 保健所における結核対策業務一覧
[日本結核病学会（編）：結核診療ガイドライン，南江堂，東京，改訂第3版，p62，2015より転載]

b. 届出基準について

- 感染症法による届出基準において「結核」は，「結核菌群（*Mycobacterium tuberculosis* complex）による感染症」と定義されています．
- 患者（確定例）および無症状病原体保有者の届出基準［2007（平成19）年6月7日，厚生労働省結核感染症課長通知］の要約を表1に示します．
- 膠原病などの基礎疾患があり免疫抑制薬や副腎皮質ステロイド薬で治療中（または治療予定）の患者が，インターフェロンγ遊離試験（IGRA）などにより「潜在性結核感染症」と判定され，抗結核薬を投与する場合も，「無症状病原体保有者」としての届出が必要です．

表1　結核の届出基準

①患者（確定例）
- 結核の臨床的特徴を有し，症状や診察所見などから結核が疑われ，かつ，喀痰や胃液，気管支肺胞洗浄液などの各種検体を用いた病原体検査や画像検査などの結果に基づき「結核」と診断した場合は，結核患者（確定例）として届出を行います．
- 他の感染症と同様に，患者（確定例）の診断根拠としては，病原体（結核菌群）または病原体遺伝子の検出を第一とします．これらが検出されない場合は，問診結果（結核患者との接触歴など），画像所見の特徴，および結核感染に関する検査（IGRAなど）の結果などをもとに，医師が結核と診断するに足る判断がなされる場合に限り届出を行います．

②無症状病原体保有者
- 結核の臨床的特徴を呈していないが，IGRAまたはツベルクリン反応検査の結果から「潜在性結核感染症」と診断され，かつ，抗結核薬（通常はイソニアジド（INH）単剤）による治療が必要と判断された場合は，結核の無症状病原体保有者として届出を行います．

（健感発第0607001号，厚生労働省健康局結核感染症課長通知の要約）

2　保健所による積極的疫学調査への協力

- 医師からの患者発生届などにより結核患者の情報を入手した保健所は，感染源・感染経路の究明および当該患者の接触者の把握などを目的とした調査（active surveillance：積極的疫学調査）を実施します．
- 積極的疫学調査は，感染症法第15条に規定されており，調査対象者（患者の主治医などの医療関係者を含む）に対しても「必要な調査に協力するよう努めなければならない」という努力義務規定が明記されています．

a．医療機関（主治医など）からの情報収集

- 医師からの届出を受けて，保健所は主治医などから患者の病状や診断までの経過に関する情報を収集します．
- 積極的疫学調査によって得られる情報は，結核の感染源・感染経路の究明および接触者の安全確保など，公衆衛生上の問題解決に欠かせないものです．

- 主治医が感染症法第15条に基づく調査に応じて結核患者の病状や職業などの個人情報を保健所へ提供することについては，個人情報保護法などに基づく「個人情報の第三者提供の制限」の例外規定（同法第23条第1項）が適用されます．

b. 患者および家族などからの情報収集

- 医療機関からの情報を参考にして，保健師など保健所の職員が結核患者本人，その家族，あるいは患者の職場関係者などへの訪問・面接を実施します．
- 保健師などによる面接では，患者や家族の不安軽減を図りながら，結核の正しい知識を伝え，主治医と連携して規則的な服薬の動機づけを行うことを優先したうえで，疫学調査としての情報収集（表 2）を行います．

c. 分子疫学的調査

- 結核患者の行動状況やその接触者の範囲などの実地疫学調査および臨床情報に加えて，結核菌 DNA の遺伝子タイピングによる分子疫学調査の情報を組み合わせることにより，正確な集団感染の実像を確認することができます．

表2 結核患者および家族などからの情報収集項目

- 呼吸器症状（とくに咳）の出現時期や悪化時期は？
- 症状出現後の社会活動（勤務状況，通勤方法，サークル活動，交友関係，趣味，娯楽など）に関する情報（→感染源の推定，接触者の範囲，および接触があった場所の環境要因や接触頻度などの接触濃厚度の推定に役立つ情報）
- 診断までの受診状況は？（受診医療機関名，時期など）
- 合併症，既往歴，胸部 X 線検査受診歴は？
- 結核患者あるいはそれと疑われる人との接触はなかったか？
- ハイリスク接触者（乳幼児，HIV 感染者，治療管理不良の糖尿病患者，免疫抑制薬治療例など）はいないか？

[阿彦忠之ほか：感染症法に基づく結核の接触者健康診断の手引きとその解説（平成 26 年改訂版），結核予防会，東京，p33-90，2014]

3 入退院の基準

■ a. 保健所による入院勧告

- いわゆる「感染源隔離」を目的とした入院医療を，感染症法では患者の人権を尊重して，入院の「勧告」としており，入院を「お勧めする」という手続きが必要となります．
- 保健所が入院勧告をするにあたっては，「人権尊重の観点から，患者または保護者に適切な説明を行い，理解を得るよう努めなければならない」とされています（感染症法第19条第2項）．

※入院勧告については，後述「5. 感染症診査協議会とは」（p60）も参照してください．

1）就業制限について
- 患者が結核を公衆に蔓延させるおそれがある業務に就業しており，結核の蔓延防止のため必要があると判断される場合，都道府県知事などはあらかじめ感染症診査協議会の意見を聴いたうえで，患者の就業を制限することができます（感染症法第18条）．就業制限の対象業務は，接客業の他，多数の者に接触する業務です．

■ b. 入院基準（表3）

- 感染症指定医療機関（結核病床を有する病院）への入院勧告の適用範囲は，必要最小限に限定されるべきとの観点から，厚生労働省から入退院基準が示されています[2007（平成19）年9月7日，健感発0907001号，厚生労働省健康局結核感染症課長通知：2014（平成26）年1月29日付けで一部改正]．

■ c. 退院基準

- 退院基準については，「退院させなければならない基準」および「退院させることができる（させてもよい）基準」の2つがあります．
- 「退院させなければならない基準」については，患者の咳，発熱などの

症状が消失し，異なる日に採取された喀痰の「培養検査」の結果が連続3回陰性であることが確認された場合は，退院させなければなりません．
- 「退院させることができる基準」については，次の①から③までのすべてを満たした場合には，早期に退院させてもよいという考え方であり，この基準の適用により結核患者の入院期間の短縮が図られています．

①2週間以上の標準化学療法が実施され，咳，発熱などの症状が消失

②2週間以上の標準化学療法を実施した後の異なった日の喀痰検査（塗抹または培養）の結果が連続して3回陰性（3回の検査は，原則として塗抹検査を行うものとし，①の臨床症状消失後にあっては，速やかに連日検査を実施すること）

③患者が「治療の継続および感染拡大防止の重要性」を理解し，退院後の治療の継続（患者ごとの服薬支援計画に基づく地域DOTSの実施）および他者への感染防止が可能と判断

※とくに③の条件については，入院先の病院と保健所との間で，地域DOTSの具体的方法など，退院後の患者の支援体制について十分協議がなされぬまま退院となるケースが散見されます．このような場

表3 結核の入院基準

どのような患者が入院勧告の対象となるのか？
肺結核，気管・気管支結核，喉頭結核，咽頭結核の患者で，次の（1）または（2）の状態にある場合
（1）喀痰塗抹検査結果が「陽性」の場合
（2）喀痰塗抹検査の結果は「陰性」だが，喀痰以外の検体（胃液や気管支鏡検体）の塗抹検査で「陽性」と判明した患者，または喀痰を含めた上記いずれかの検体の培養または核酸増幅法（PCRなど）の検査で「陽性」と判明した患者のうち，次の①または②に該当する場合
　①感染のおそれがあると判断される者
　　（例：激しい咳などの呼吸器症状がある者）
　②外来治療では規則的な治療が確保されず早晩大量排菌，または多剤耐性結核に至るおそれが大きいと判断される者
　　（例：不規則治療や治療中断により再発した患者，外来治療中に排菌量の増加がみられた患者）

（健感発0907001号，厚生労働省健康局結核感染症課長通知の要約）

合，患者と関係機関における信頼関係の喪失や治療中断につながるおそれがあるため，退院前に③の条件を満たしているかについては，念を入れて確認する必要があります．

4 結核医療費の公費負担制度とは

● 結核の医療には，他の感染症にはない固有の公費負担制度があります．

a．勧告に基づく入院患者の公費負担医療（感染症法第37条）

● 患者が感染性であることを根拠に，周囲への感染防止を目的として，社会防衛的な観点から入院を勧告（これに応じない場合は，措置）した際にこの制度が適用されます．

● 入院勧告により感染症指定医療機関（結核病床を有する病院）に入院した場合，診断後の結核治療や検査にかかる医療費の全額が退院までの間，公費負担されます（ただし，高額所得者では一部負担あり）．

b．一般患者の公費負担医療（感染症法第37条の2）

● 結核の「適正医療」の普及を図るとともに，長期の服薬を余儀なくされる患者の経済的な負担を軽減し，療養意欲を維持することを目的とする制度です．

● 勧告に基づく入院患者以外の一般患者（通院患者，結核以外の合併症などを理由とした入院患者など）が対象となります．

● 申請のあった医療内容を感染症診査協議会（後述5.）が診査し，厚生労働省が示した「結核医療の基準（厚生労働大臣告示）」に照らして適正と判断された場合に承認されます．

● 保険給付を優先しつつ，結核医療費については，最終的な自己負担が総額の「5％」になるように公費負担がなされます．

5 感染症診査協議会とは

- 都道府県（保健所を設置する政令市，特別区）には，感染症法第24条に基づき，各保健所に1つ，または複数保健所に1つの感染症診査協議会が設置されています．
- 委員は法律で3人以上（うち過半数は医師）と定められ，感染症指定医療機関の医師，感染症の医療に関する学識経験者，および法律や人権擁護に関する学識経験者などが任命されています．
- 感染症協議会では，感染症法による一類および二類感染症などの患者に対する入院勧告や就業制限の適否などについて知事などの諮問に応じて審議が行われます．
- 診査案件の大部分が結核に関する事項なので，結核に関する学識経験者が委員として加わっています．
- 結核に関する同協議会の役割としては，入院勧告と就業制限の適否に関する審議だけでなく，結核の「適正医療」の普及を目的として，患者に対する公費負担医療（同法第37条の2）の適否に関する診査が行われており，申請患者の主治医からの相談に応じて，治療内容の変更や検査の追加に関する意見を述べることもできます．

6 保健指導と治療支援

- 保健所では，医師からの結核の発生届を起点として，個別の結核登録票を用いて患者の登録を行い，治療内容や菌検査などの結果，服薬状況などを把握しながら，治療開始から終了，その後の経過観察まで一貫した患者管理を行っています（感染症法第53の12）．
- 一方，医師やその他の医療関係者は，保健所が行う施策への協力や良質かつ適切な医療の確保などに努めることとなっています（感染症法第5条）．

- 結核の制圧に向け，患者の治療は，最も優先度の高い重要な対策です．患者管理においては，医療機関や保健所が連携のうえ，処方された薬剤を確実に服用するための治療支援を行うことがきわめて大切です．

a. 医師から患者などへの説明のポイント

- 結核と診断された患者は相当な不安を抱えるため，医療機関と保健所が連携して，適時，適切な説明を行い（表4），不安の軽減や服薬への動機づけを図り，患者との信頼関係を構築することが重要です．

※保健所の役割については，図1も参照してください．

b. 治療終了後の経過観察

- 結核の治療を必要としないと認められてから2年間は，再発の有無などの経過観察が必要です．
- 定期的な健康状況の把握により，再発のおそれがないと判断された場合に，登録削除となります．

表4　結核の診断や治療などの各段階に応じた患者などへの説明事項

医療職のための「患者などへの説明事項」チェックリスト
- 診断時〜治療開始時
  - ・診断・治療内容について（入院が必要な場合は入院治療も含む）
  - ・発生届・公費負担制度について
  - ・保健所の役割，保健所との連携について
  - ・結核の正しい知識について（必要な感染予防策を含む）
  - ・服薬の必要性と服薬支援について
  - ・副作用と発現時の対応について
  - ・必要な検査について
  - ・積極的疫学調査について（明らかな集団感染疑いなど必要に応じて）
- 治療中（適宜行う）
  - ・服薬の必要性と服薬支援について
  - ・副作用と発現時の対応について
  - ・必要な検査について
- 治療終了以降
  - ・再発が疑われる症状と発現時の対応について
  - ・経過観察の必要性について
  - ・治療終了後の管理健診の受診方法について（保健所と相談）

［結核予防会（編）：感染症法における結核対策―保健所・医療機関等における対策実施の手引き，平成26年改訂版，および阿彦忠之ほか：感染症法に基づく結核の接触者健康診断の手引きとその解説，平成26年度改訂版を参考に作成］

Ⅳ 結核患者の管理

- 経過観察中は，適切な時期に，胸部 X 線検査や喀痰（結核菌）検査などを行い，再発の有無を確認します（感染症法第 53 条の 13）．
- この健診は，通常，管理健診と呼ばれ，医療機関または保健所などで行われます．

7 DOTS について知る

a．DOTS とは
- 1995 年に WHO により提唱された DOTS（directly observed treatment, short-course）戦略のことで，DOT（directly observed treatment：直接服薬確認療法）を主軸とする包括的な結核対策のことを指します．
- DOTS は，結核技術支援連合（Tuberculosis Coalition for Technical Assistance：TBCTA）が作成した「結核医療の国際基準」にも採用され，世界標準の結核制圧戦略として世界中で展開されています．
- WHO は DOTS 戦略に必要な 5 つの基本要素を掲げており，これを日本の実情に合わせて，わかりやすくした「日本版 DOTS」の 5 要素を表 5 に示します．

b．日本の DOTS とその現状
- 日本では 2003 年 2 月に，厚生労働省から「日本版 21 世紀型 DOTS 戦略推進体系図（日本版 DOTS 戦略）」が発表されて以来，全国各地で

表5　日本版 DOTS の 5 要素

①行政の関与
②精度の高い診断
③標準的な治療の規則的な実施
④医療の確実な提供体制
⑤治療情報の管理と評価

（森 亨：保健師・看護師結核展望 89：19-25，2007）

DOT を用いた治療率向上の取り組みが行われるようになりました.
- 感染症法においても，DOTS という言葉そのものは使用されていないものの，薬剤の確実な服用のための指導や指示が，保健所長と医師の責務として定められています（感染症法第 53 条の 14 および 15）.
- 喀痰塗抹陽性患者，塗抹陰性患者を問わず，再発および薬剤耐性菌の出現を防止するためには治療完了を徹底する必要があり，また，潜在性結核感染症と診断された者においても結核発病を予防するため，DOTS の対象は医療を必要とする「全結核患者」となっています.

c. 日本版 DOTS 戦略の実際

- DOTS の対象者のうち喀痰塗抹陽性結核患者は，一般に入院治療を要することから，入院中の院内 DOTS と退院後の保健所を核とする地域 DOTS が連続性・継続性を持って展開される必要があります.

1）院内 DOTS
- 患者自身が規則的な服薬の重要性を理解し確実に服薬できるように習慣づけることを目的とします.
- 退院後の治療でも規則的な服薬を継続できるようにするために，入院中から病院と保健所などが連携して DOTS カンファレンス（個別患者支援計画の検討と評価など）を定期的に開催しながら，治療終了まで一貫した支援を行っていきます.
- 院内 DOTS は，入院患者全員に，医師が院内 DOTS の必要性について十分な説明を行ったうえで，患者の服薬を看護師など医療従事者が見届け，それを本人および服薬確認者が服薬手帳などに記録するという方法で行われています.

2）地域 DOTS
- 退院後または通院中の患者に対して，保健所を中心として行われる服薬支援・患者支援のことを指します.
- 図 2 に示したとおり，結核患者を「A：原則，毎日の服薬確認を必要とする外来 DOTS」，「B：週 1〜2 回以上の服薬確認を必要とする訪問 DOTS」，「C：月 1〜2 回以上の服薬確認を必要とする連絡確認 DOTS」

Ⅳ 結核患者の管理

の3つのタイプに分け，患者の状態の変化，地域の実情に合わせ弾力的に実施するというのが日本の地域DOTSの大きな特徴です．

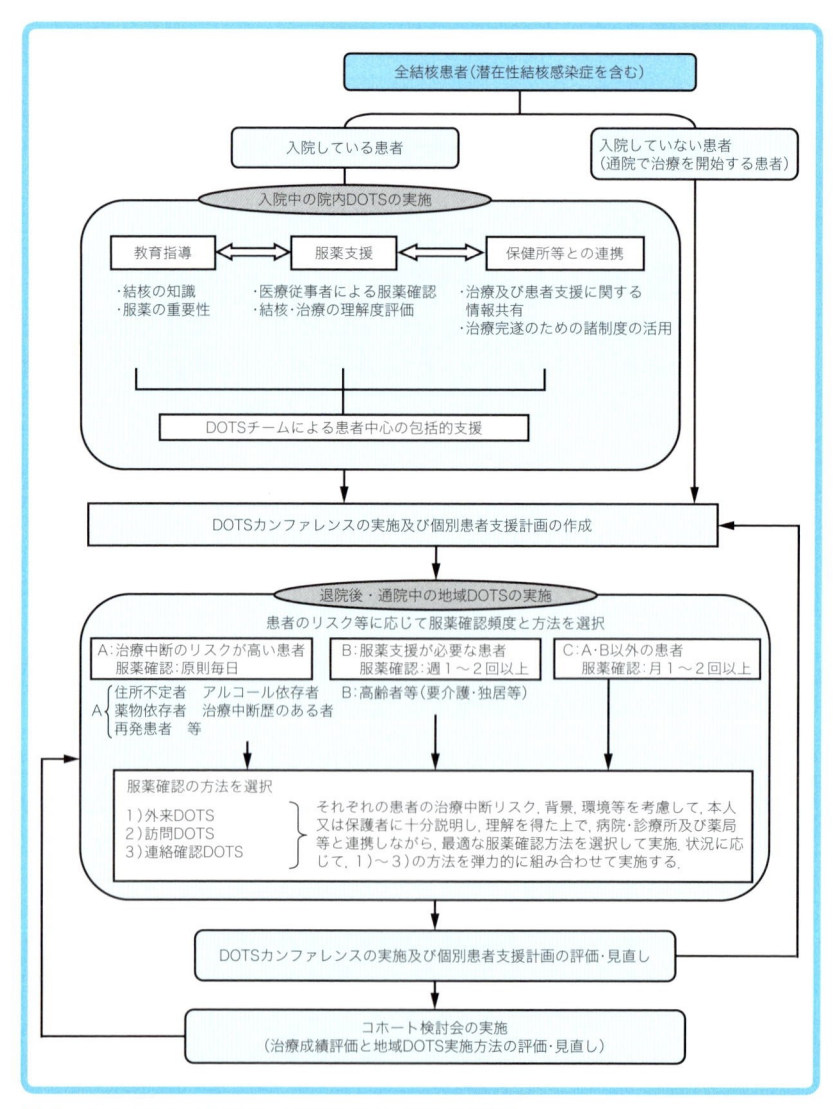

図2 日本版21世紀型DOTS戦略推進体系図
(健感発0521第1号，厚生労働省健康局結核感染症課長通知)

- 保健所を中心に開始された地域 DOTS ですが，現在では，地域の医療機関・調剤薬局・介護関連施設・福祉部門・在宅看護関係などの結核患者に関わるさまざまな支援機関の方々が参画し，地域の特性に応じた DOTS 推進地域ネットワークが整備されています．
- 近年では，DOTS のさらなる推進に向け，地域連携クリティカルパス（クリニカルパス）を用いた結核の地域医療連携も進められています．

3）DOTS の評価と見直し

- DOTS の評価は，治療開始から終了までの受療状況，服薬状況，治療効果などを総合的に判断しながら行われています．実際には，保健所，結核専門病院を中心に，DOTS カンファレンスやコホート検討会などを定期的に開催し（表6），評価がなされています．

4）DOTS 推進に関する保健所の役割（行政の関与）

- 保健所は，地域における結核対策の中核を担う行政機関であり，DOTS 推進拠点として主導的な役割を果たすことが期待されています．
- 患者の個別支援はもとより，患者に関わるさまざまな関係機関の連携体制により，包括的支援が実践されるよう，保健所が連絡調整役となって，地域の実情に応じた効果的な DOTS 推進地域ネットワークの構築を図る必要があります．
- コホート分析による治療成績の評価結果に基づき，治療失敗・脱落の

表6　DOTS の評価・見直しに関する主な検討会の概要

①DOTS カンファレンス
　個別患者支援計画の作成・評価・見直しの場である．結核患者一人ひとりの個性，生活状況なども踏まえたうえでの服薬支援方法について，結核専門病院および保健所が連携して検討を行う．主な構成メンバーは，結核専門病院の医師・看護師・薬剤師・臨床検査技師・ソーシャルワーカー，保健所の医師・保健師などである．

②コホート検討会
　DOTS カンファレンスが個別の患者支援の評価などを行うのに対し，コホート検討会は，その地域における結核患者全体の治療成績に関するコホート分析評価，および治療不成功例の原因の検討を行い，総合的な評価を行う場となっている．主な構成メンバーは，結核専門病院の医師・看護師，保健所の医師・保健師などである．

［日本結核病学会エキスパート委員会（旧保健・看護委員会）：院内 DOTS ガイドライン（改訂第2版），結核 90：523-526，2015 より改変］

IV 結核患者の管理

　背景を分析するとともに，総合的に地域のDOTS関連事業の評価を行い，事業の企画調整・進行管理を行うのも保健所の重要な役割といえます．

V 結核の治療

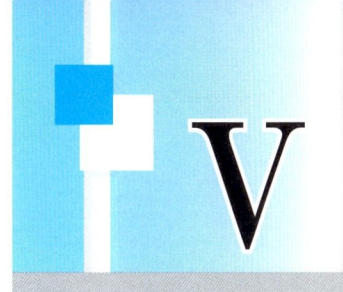

1 結核治療に対する考え方

- 症状の改善と感染性の消失だけでなく，将来にわたり結核の再発・再燃をさせないことが目標です．
- 大半は化学療法で治癒させることができます．
- 下記の場合には化学療法のみでは十分な効果が期待できず，外科治療を必要とすることがあります．
  - 多剤耐性結核（とくに空洞がある場合）
  - 膿瘍を形成する肺外結核（腸腰筋膿瘍，胸壁膿瘍など）
- 厚生労働省による「結核医療の基準」に準拠し，保健所および必要に応じて結核専門医療機関との連携のもとに行います．

2 化学療法を行うにあたって

- 活動性結核の治療に単剤の使用は薬剤耐性結核をつくるので禁忌です．
- 初回治療においては，イソニアジド（INH）とリファンピシン（RFP）を中心に治療開始初期2ヵ月間は4剤（状況により3剤も許容）を併用します．
- 経口剤は毎日1回，規則的に服用することを原則とします．
- 個々の患者に合わせた直接服薬確認療法（DOT）を行います．
- 培養陽性であれば必ず薬剤感受性検査結果を確認します．使用薬剤に耐性であることが判明した場合には，表1を参考に感受性薬剤に変更

V 結核の治療

表1 抗結核薬の位置づけと特性

	抗菌力と特性		薬剤名	略号
一次抗結核薬（a）	・最も強力な抗菌作用を持つ ・RFP, RBT, PZA は滅菌的, INH は殺菌的に作用		リファンピシン* イソニアジド ピラジナミド リファブチン	RFP INH PZA RBT
一次抗結核薬（b）	・上記（a）との併用で効果が期待される ・SM は殺菌的, EB は主に静菌的に作用		ストレプトマイシン** エタンブトール	SM EB
二次抗結核薬	・抗菌力は劣るが多剤併用で効果が期待される	フルオロキノロン系薬	レボフロキサシン***	LVFX
		アミノ配糖体系	カナマイシン** エンビオマイシン**	KM EVM
		従来の経口剤	エチオナミド パラアミノサリチル酸 サイクロセリン	TH PAS CS
新薬（多剤耐性結核のみに使用可）			デラマニド	DLM

*：リファンピシンが使用できない場合にはリファブチンが選択できる．
**：アミノ酸糖体は同時併用できない．ストレプトマイシン→カナマイシン→エンビオマイシンの順に選択する．
***：レボフロキサシンはモキシフロキサシンと換えることができる．

します．
- 排菌があり改善がみられない状態で1剤ずつの追加あるいは変更をしてはいけません．感受性がある未使用の3剤以上を同時に開始します．
- 副作用の早期発見に努めますが，治療の重要性および代替薬が乏しいことを考慮し，安易な治療中止や薬剤変更はできるだけ行わないようにします．

3 標準治療の実際（活動性結核）

a. 活動性結核の初回標準治療
- 標準治療は RFP, INH, PZA に EB または SM を加えた多剤併用療法です（図1）．
- 治療期間は標準治療（A）で6ヵ月（180日），（B）で9ヵ月（270日）

3 標準治療の実際（活動性結核）

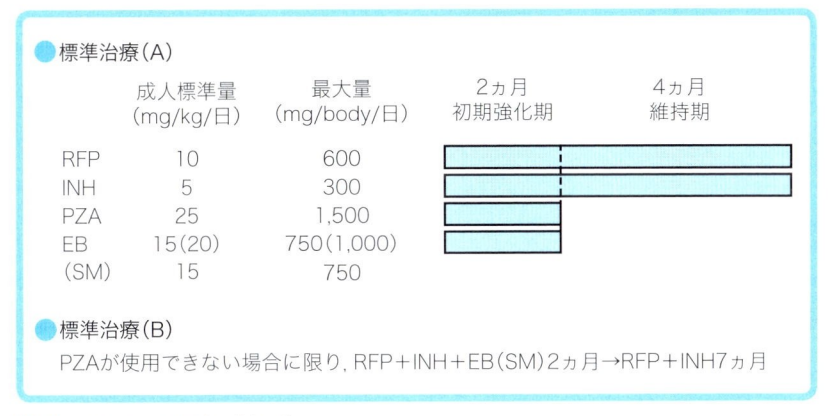

```
●標準治療（A）
              成人標準量      最大量        2ヵ月          4ヵ月
              (mg/kg/日)    (mg/body/日)  初期強化期      維持期
    RFP         10           600
    INH          5           300
    PZA         25         1,500
    EB          15(20)       750(1,000)
    (SM)        15           750

●標準治療（B）
  PZAが使用できない場合に限り，RFP＋INH＋EB(SM)2ヵ月→RFP＋INH7ヵ月
```

図1　結核の初回標準治療

です．
- 初回治療患者においてINHに耐性である可能性は3〜4％あります．
- 結核治療開始時に薬剤感受性試験結果が判明していることは少なく，新たな薬剤耐性をつくらないためにも，活動性結核の治療に際してはどのようなときも多剤併用が鉄則です．

b．ピラジナミド（PZA）使用の可否

- PZAを使用しない場合には，必要な服薬期間が6ヵ月から9ヵ月と1.5倍になります．
- 薬剤性肝障害の出現頻度はPZAを加えても大差がないのでPZA併用が基本です．
- 下記の場合は患者の状態を考慮してPZA使用の可否を判断することが重要です．
  ①治療開始時に肝障害がある場合
   ● 肝不全，非代償性肝硬変，またはそれに準じた状態．
   ● ASTまたはALTが基準値上限の3倍以上（おおむね100 IU/L以上）の慢性活動性C型肝炎．
   ● また，これら以外でもHCV陽性者で肝障害の出現頻度が高いこ

69

V　結核の治療

とが知られています．
②80歳以上の高齢者
- 薬剤性肝障害が出現した場合に重篤化し，死亡することがあります．慎重に使用することが重要です．

c． エタンブトール（EB）かストレプトマイシン（SM）か
- 通常は経口剤の EB を選択します．
- 抗菌力では SM が勝りますが，初回耐性率は EB の方が低いです．
- 視神経障害がある場合は EB を避け，腎障害がある場合には SM を避けます．

d． 治療期間の考え方
- 下記の場合は再発率が高いので RFP と INH の2剤を使用する時期を3ヵ月間延長します．全治療期間は標準治療（A）では9ヵ月間，（B）では12ヵ月間とします．しかし，下記の要素が複数あっても延長期間は原則3ヵ月とします．
  ①治療開始2ヵ月を超えて3ヵ月目以降も培養陽性
  ②治療開始時重症な結核である：粟粒結核，中枢神経系の結核，広汎空洞型や厚壁空洞がある
  ③再治療例
  ④免疫低下が疑われる：HIV 感染，糖尿病，塵肺，関節リウマチなどの自己免疫疾患，副腎皮質ステロイド薬やその他の免疫抑制作用がある薬剤の使用時など

4　標準治療が行えないとき（活動性結核）

- 過去に治療歴がある，薬剤耐性結核あるいは薬剤耐性結核患者からの感染・発病，あるいは副作用などのため INH または RFP が使用できない場合の薬剤選択に際しては，原則として専門家に相談します．

5 抗結核薬の副作用・相互作用マネジメント

a．標準治療における主な副作用とその対応（表2）

1）肝障害
- 抗結核薬による薬剤性肝障害は，一過性であることが多く，多くの症例は継続治療が可能です．
- AST または ALT 値が基準値上限の5倍以上，総ビリルビン値が2 mg/mL 以上，または悪心，倦怠感などの自覚症状が出現し，AST または ALT 値が基準値上限の3倍以上になった場合は全剤中止とします．
- 肝機能が改善後，肝毒性の低い EB, SM, LVFX を再開します．
- 肝障害の発症様式の違いで INH または RFP を1剤ずつ追加します．

2）皮　疹
- 皮疹は軽症例が多く，抗アレルギー薬などの併用で対応可能なことが多いです．
- INH, RFP に関しては，減感作を行い再使用を試みます．

3）血球減少
- 白血球・血小板減少の多くは RFP が原因であり，投与中止により回復します．
- 赤血球減少は，INH による赤芽球癆，RFP による溶血性貧血を考慮し，投与中止を検討します．

4）末梢神経障害
- INH による末梢神経障害の場合，症状出現時はビタミン B_6 製剤を併用し，悪化がみられたときは投与を中止します．

5）高尿酸血症
- PZA が原因であり，無症状のことが多いので中止はしません．

6）聴力・平衡機能障害
- アミノグリコシド系薬にみられる副作用で，不可逆的であることから症状出現時は投与中止とします．

V 結核の治療

表2 標準治療時の主な副作用と対応

副作用	症状，徴候	薬剤中止の目安と留意点	主な原因薬剤
肝障害	食欲不振，倦怠感 自覚がないことも多い	AST/ALTが正常上限の5倍（自覚症状がある時は3倍）以上までは経過観察．これを超える時は中止．改善後可能性が低い薬剤を1剤ずつ再開	PZA, INH, RFP
末梢神経障害	末梢のしびれ	しびれが出現した時はビタミンB_6を併用する症状が悪化する時には中止	INH
視神経障害	視力低下，色覚異常	出現時直ちに中止（EB再使用不可）定期的眼科受診が望ましいが，自覚症状が最も重要	EB
アレルギー性反応	発疹，紅皮症	軽度の場合には抗アレルギー薬などを併用し経過観察 全身に拡大する場合には，早めに中止 薬剤の特定は困難であるが，1剤ずつ再開	すべての薬剤
	発熱	中止（解熱には中止後3～4日かかることが多い）薬剤の特定は困難であるが，1剤ずつ再開 RFP, INHによる場合は，減感作で再投与を試みる	すべての薬剤
血液系障害（時に）	出血傾向 血小板減少 白血球減少	検査における緩徐な低下であれば，経過観察 血小板は5万/μL，白血球は2,000/μL以下は中止急激な血小板減少をきたした場合にはRFP再投与は禁	RFP INHも可能性あり
腎機能障害	腎機能低下 まれに急性腎不全	薬剤中止 原則として再使用不可，およびアミノ配糖体系薬の使用不可	SM まれにRFP
第Ⅷ脳神経障害	聴力低下，耳鳴，めまい	原則として中止 体重，年齢に対して用量，投与頻度が過剰ではなかったか再検討	SM
その他	高尿酸血症，痛風	過半数にみられ，無症状であれば経過観察．痛風（まれ）があれば中止 投与終了すれば尿酸値は速やかに低下する	PZA
	間質性肺炎（まれ）	直ちに中止，原因薬剤の再投与不可	INH

[日本結核病学会（編）：結核診療ガイドライン，南江堂，東京，改訂第3版，p85，2015より転載]

7）視神経障害
- EB による球後性視神経炎であり，投与中止により回復します．
- 再投与が必要な際は，減量すべきです．

8）腎機能障害
- アミノグリコシド系薬による腎機能障害，RFP による急性腎不全があり，症状出現時には投与を中止します．

b. 抗結核薬の相互作用マネジメント

1）INH
- フェニトイン，カルバマゼピンなどの抗痙攣薬の代謝を阻害して中毒症状を起こします．
- INH と併用する場合，抗痙攣薬の血中濃度を測定しながら用量を調整します．

2）RFP
- 肝酵素シトクロム P-450 を誘導するため，多くの薬物の代謝に影響を与えます．

表3　結核治療において薬物相互作用への注意が必要な主な薬剤

抗結核薬		薬剤名
リファンピシン	併用禁忌	抗 HIV 薬（下記「併用注意」以外の薬剤），抗真菌薬のうちボリコナゾール，プラジカンテル，タダラフィル，テラプレビル
	併用注意	クマリン系抗凝固薬，副腎皮質ステロイド薬，シクロスポリン，テオフィリン，ジギタリス製剤，抗不整脈薬，血圧降下薬，三環系抗うつ薬，抗 HIV 薬（エファビレンツ，ラルテグラビル，マラビロク），アゾール系抗真菌薬，抗てんかん薬，抗精神病薬，経口糖尿病薬，抗悪性腫瘍薬，など
イソニアジド	併用注意	クマリン系抗凝固薬，シクロスポリン，イトラコナゾール，抗てんかん薬，血圧降下薬，三環系抗うつ薬，経口糖尿病薬，レボドパ，など

併用注意薬には，比較的経験する頻度が高いもの，特に重要と思われる薬剤のみ挙げた．
[日本結核病学会（編）：結核診療ガイドライン，南江堂，東京，改訂第3版，p88，2015 より転載]

Ⅴ　結核の治療

- 抗凝固薬，経口糖尿病治療薬，経口避妊薬，抗真菌薬，副腎皮質ステロイド薬などの作用を減弱させるため，これら薬剤の投与量を増やす必要があります．
- HIV感染症治療薬の多くとの併用は禁忌です．
- その場合，同じリファマイシン系薬であるリファブチン（RBT）を使用します．
- 併用禁忌および併用注意とされる主な薬剤を表3に示します．

6　化学療法以外の治療

a．副腎皮質ステロイド薬

- 副腎皮質ステロイド薬の有効性については明確な結論は出ていませんが，結核性髄膜炎，結核性心膜炎，粟粒結核・重症肺結核による重症呼吸不全には投与を考慮します．
- 心膜炎では，抗結核薬や心囊ドレナージに反応が乏しい症例，全身状態不良例，心囊液貯留を繰り返す症例に投与を検討します．

b．外科治療

- 結核において外科治療を検討すべき状況は，以下のとおりです．いずれも結核の専門家，呼吸器外科などに相談する必要があります．

1）肺結核

①多剤耐性結核
- 化学療法のみでは排菌が持続し，病巣が限局して完全に切除することができる症例．
- 大量の喀血を繰り返す場合，コントロール困難な気胸など，外科治療が必要と考えられる場合．

②肺外結核
- 結核性慢性膿胸，膿瘍形成など化学療法の効果が十分に期待できない病巣がある場合．

- 脊椎結核などで手術によらなければ重篤な機能障害が残ることが予想される場合など．

7 小児，妊婦および合併症がある場合の治療

a．小児における結核の治療
- 4歳以下の小児においては，播種するリスクが高いため，診断したらすぐに治療を開始することが重要です．
- 小児結核の治療は成人と同様，2HRZ/4HR（INH，RFP，PZAを2ヵ月投与後，INH，RFPを4ヵ月投与）を行います．
- 結核性髄膜炎と粟粒結核の治療期間は9～12ヵ月とします．
- 投与量は，以下のとおりです．
    - INH：8～15 mg/kg/日経口（最大投与量 300 mg/日）
    - RFP：10～20 mg/kg/日経口（最大投与量 600 mg/日）
    - PZA：30 mg/kg/日経口（最大投与量 1.2 g/日）

b．妊婦における結核
- 結核は出産後急激に悪化することがあり，胎児への影響も考慮すると，結核が疑わしい妊婦においては，積極的に治療を開始する必要があります．
- 結核罹患妊婦の治療は，INH，RFP，EBの3剤併用が推奨されます．
- これら薬剤は胎盤を通過し，催奇形性はないと考えられています．
- SM，キノロン系薬，THは催奇形性があるため，使用を避けます．
- INHを使用する場合はピリドキシンを併用します．

c．合併症がある場合
- 基礎疾患に対してすでに複数の薬剤を投与している例が多いため，抗結核薬，とくにリファマイシン系薬との相互作用を把握しておくことが重要です．

Ⅴ 結核の治療

1) 糖尿病
- 糖尿病合併肺結核症は，難治で死亡率が高いことが報告されています．
- 糖尿病患者における結核では，血糖の十分なコントロールが必要となります．
- 薬物相互作用からRFP，PZAは血糖降下薬の作用を減弱させます．

2) 塵肺結核
- 珪肺結核は，局所の血流やリンパ流の障害により治癒が阻害されることから治療反応が不良になるため，治療は3ヵ月延長します．

3) 肝疾患
- INH，RFP，PZAは肝毒性があるため，治療開始前に一般的な肝機能検査を評価します．
- 肝不全，非代償性肝硬変，ASTまたはALTが基準値上限の3倍以上である慢性活動性C型肝炎ではPZAの使用は避けます．
- 重症肝不全の場合はSM，EB，LVFXなどの3剤以上による治療を検討します．
- 粟粒結核により肝機能障害をきたす場合は，HREZ (INH，RFP，EB，PZA) による強力な治療が必要になるため，肝酵素上昇の鑑別が重要です．
- 食思不振，嘔吐，腹痛，全身倦怠感などを伴う肝障害は，自覚症状が軽度であっても急激に重症化することがあるため，症状出現時は早期に医療スタッフへ伝えるよう患者に十分説明します．
- 肝障害が起きた場合には，日本結核病学会治療委員会から出されている「抗結核薬使用中の肝障害への対応について」に準じて対処します．

4) 腎疾患
- 腎障害がある場合は，表4に示したような投与量，投与間隔の調整が必要となります．
- 人工透析時には，抗結核薬は透析後に投与します．

7 小児，妊婦および合併症がある場合の治療

表4 腎不全時ならびに人工透析時の抗結核薬の投与量と投与間隔

薬剤	主な排泄経路	血中半減期（時間）正常時	血中半減期（時間）腎不全末期	投与間隔（時間）と1日投与量（g）					透析時	薬剤の透析外液への移行
					正常時	腎不全時 Ccr mL/分 >50	10～50	<10		
INH	腎 肝で代謝	slow 2～4 rapid 0.5～1.5	17	投与間隔 1日投与量	24 0.3	24 0.3	24 0.3	24 0.3*	正常時と同じ** 正常時と同じ**	あり
RFP	肝	2～5	2～5	投与間隔 1日投与量	24 0.45	24 0.45	24 0.45	24 0.45	正常時と同じ 正常時と同じ	あり***
EB	腎	4	8	投与間隔 1日投与量	24 0.75	24 0.75	23～36 0.5	48 0.5	隔日 10 mg/kg	あり***
PAS	腎 肝で代謝	0.75	23	投与間隔 1日投与量	8 10	8 10	24 8	投与しない	隔日 100 mg/kg	あり
SM	腎	2.5	100～110	投与間隔 1日投与量	24または週2日 1	24 0.75	24～72 0.5	72～96 0.5	週2日 0.5 g	あり
KM	腎	3～4	27～36	投与間隔 1日投与量	週2日 2	24 1.5	24～72 1	72～96 0.5	週2日 0.5 g	あり

*：slow inactivator では4 mg/kg pyridoxin 併用. **：1日0.3 g を2～3日に1回との説もある. ***：異なる見解がある.
Ccr：クレアチニンクリアランス
（日本結核病学会治療委員会：肝，腎障害時の抗結核薬の使用についての見解．結核 61：53-54, 1986 より引用）

V　結核の治療

8　潜在性結核感染症の治療

- 潜在性結核感染症（latent tuberculosis infection：LTBI）は，体内の菌数は少なく，単剤で治療できます．
- 治療の際，①発病していないこと，②感染源である菌の薬剤感受性を十分に確認する必要があります．
- INH単剤治療が推奨され，治療期間は6ヵ月または9ヵ月投与です．
- 副作用や感染源の患者がINH耐性である場合は，RFPを4ヵ月または6ヵ月投与します．
- 多剤耐性菌による結核感染症の治療については，勧められる治療はなく，発病の早期発見・早期治療が重要です．
- その他治療の留意点については「Ⅵ章 7．LTBI治療の実際」(p92)参照．

9　主な抗結核薬の分類と種類について知る

- 抗結核薬は，抗菌力が強い一次抗結核薬と，抗菌力は劣りますが多剤併用で効果が期待される二次抗結核薬があります．
- 多剤耐性結核に対し，DLMが使用可能です．
- DLMは，他の薬剤との交叉耐性は認められていないため，貴重な薬剤であり，その使用に際しては症例ごとに本剤の使用適否を専門家が検討したうえで使用することになっています．
- 一次抗結核薬としては，標準治療に使用するRFP，INH，PZA，SM，EBの5種類があります．
- RFPが副作用などで使用できないときに選択されるRBTも一次抗結核薬です．
- 二次抗結核薬としては，LVFX，KMまたはEVM，TH，PAS，CSの5種類があります．

- 二次抗結核薬は，副作用も多く，薬剤耐性結核患者や一次抗結核薬が副作用で使用できないときに限り，使用される薬剤です．
- LVFX は，副作用のリスクは低く，標準治療ができない場合に非常に重要な薬剤です．

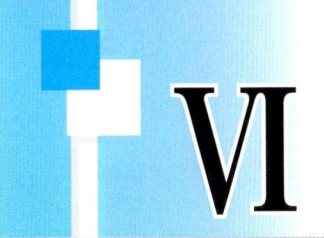

VI 潜在性結核感染症

1 潜在性結核感染症（LTBI）とは

- 潜在性結核感染症（latent tuberculosis infection：LTBI）とは，「結核菌の感染を受けており，かつ，結核発病（活動性結核への進展）のリスクが高いと推定される状態」を指します．
- 臨床的には，免疫学的方法［インターフェロンγ遊離試験（IGRA），またはツベルクリン反応検査（ツ反）］により「結核感染あり」と判定され，かつ，胸部Ｘ線検査などで結核の明らかな発病所見を認めないことをもってLTBIと診断されます．
- LTBIは，2000年に米国胸部疾患学会（American Thoracic Society：ATS）と米国疾病対策予防センター（Center for Disease Control and Prevention：CDC）が共同声明として発表した「選択的ツベルクリン反応検査と潜在性結核感染症の治療」の中で提唱された概念です．
- 結核の早期制圧にむけては，発病後の結核患者に対する治療だけでなく，最近の新たな結核感染者および既感染で発病リスクがとくに高い人を含めて積極的に治療を行うべきという方向性が示されました．
- LTBIと診断された者に対する治療（LTBI治療）は，結核の発病予防策の１つですが，あくまでも結核菌に感染後に実施される対策です．これに対し，結核菌に感染前の発病予防策としては，BCG接種（予防接種）が行われています．
- 初感染者に対する発病防止効果は，イソニアジド（INH）の６ヵ月間投与で約50〜70％とされており，その効果は投与終了後少なくとも10年間以上にわたり持続するとされています．

2 「化学予防」ではなく「LTBI 治療」

- LTBI 治療は，過去には「化学予防」(chemoprophylaxis) あるいは「予防内服」と呼ばれていました．
- 日本では 1957 年から乳幼児の初感染結核（現在の LTBI に相当）に対する化学予防が公費負担の対象となり，1975 年から小中学生まで，さらに 1989 年からは 29 歳以下まで対象が拡大されました．公費負担による化学予防を実施した者については，結核予防法により，初感染結核として保健所への発生届が必要でした．
- さらに 2007 年には，結核予防法の感染症法への統合に伴い，結核の届出基準が一部改正され，初感染結核の他，既感染で発病リスクがとくに高い人を含めて「LTBI 治療が必要」と診断された者を発生届の対象とすることとし，公費負担の年齢制限も撤廃されました．
- 「化学予防」と呼んでいたころの結核感染の診断法は，もっぱらツ反であり，BCG 接種が普及している日本ではその判定がむずかしく，結核感染を過剰に診断する傾向があったため，「感染が否定できないので，念のために予防的に薬を飲みましょう．」といった説明になっていました．
- 一方，検査性能として特異度の高い（偽陽性の少ない）IGRA が普及したことに伴い，IGRA で「感染あり」と判定された者に対しては，念のための予防措置ではなく，LTBI という疾患として精査し，積極的な治療に導くことが推奨されました．
- 結核の早期制圧のためには，結核の新たな感染者と発病者の両方を確実に減らす対策が重要です．適切な LTBI 治療により結核の発病を積極的に防止することは，新たな感染の予防にもつながるので，日本結核病学会予防委員会・治療委員会は 2013 年に「潜在性結核感染症治療指針」を策定し公表しました．

3 感染症法上のLTBIの取り扱い

- 結核は，感染症法による二類感染症に分類されており，発生届，保健所による保健指導や服薬支援，公費負担制度などが規定されています．
- 医師がLTBIと診断し，かつ，治療が必要と判断した場合は，結核患者（確定例）ではなく，結核の「無症状病原体保有者」として，直ちに患者の氏名，年齢，性別，その他の必要事項について最寄りの保健所に届出を行います．
- 保健所は，結核およびLTBI患者を訪問し，または患者と連絡を取って，療養上の相談に応じるとともに，確実な服薬に関する保健指導を行います．
- LTBI治療のための医療費については，結核患者（確定例）の通院医療の場合と同様に公費負担申請を行い，保健所に設置された感染症診査協議会の診査を経て承認されれば，医療基準に適合した治療および諸検査に要した費用について自己負担額が低減されます．

4 LTBI治療の対象：どのような場合に治療を勧めるか

a．治療対象の基本的な考え方
- LTBI治療の対象は，結核に感染して発病のリスクが高く，かつ治療予防の便益が副反応の可能性を上回る場合です．

b．LTBI治療の適応にあたって検討すべき6項目
1）感染・発病のリスク
- 結核発病のリスク要因（表1）の中で，相対危険度4以上とされるHIV/AIDS，臓器移植，珪肺，慢性腎不全による透析（導入後1年以内の発病が多いことから，導入時），最近の結核感染（2年以内），胸部X線画像で線維結節影（未治療の陳旧性結核病変），生物学的製剤

Ⅵ 潜在性結核感染症

の使用は，積極的に LTBI 治療を検討します．
● 相対危険度 4 未満だが，ある程度発病リスクが高い，経口および吸入副腎皮質ステロイド薬の使用，その他の免疫抑制薬の使用，糖尿病，

表1 感染者中の活動性結核発病リスク要因

対象	発病リスク*	勧告レベル**	備考
HIV/AIDS	50〜170	A	
臓器移植（免疫抑制薬使用）	20〜74	A	移植前の LTBI 治療が望ましい
珪肺	30	A	患者が高齢化しており，注意が必要
慢性腎不全による血液透析	10〜25	A	高齢者の場合には慎重に検討
最近の結核感染（2 年以内）	15	A	接触者健診での陽性者
胸部 X 線画像で線維結節影（未治療の陳旧性結核病変）	6〜19	A	高齢者の場合には慎重に検討
生物学的製剤使用	4.0	A	発病リスクは薬剤によって異なる
副腎皮質ステロイド薬（経口）	2.8〜7.7	B	用量が大きく，リスクが高い場合には検討
副腎皮質ステロイド薬（吸入）	2.0	B	高用量の場合は発病リスクが高くなる
その他の免疫抑制薬	2〜3	B	
コントロール不良の糖尿病	1.5〜3.6	B	コントロール良好であればリスクは高くない
低体重	2〜3	B	
喫煙	1.5〜3	B	
胃切除	2〜5	B	
医療従事者	3〜4	C	最近の感染が疑われる場合には実施

＊：発病リスクはリスク要因のない人との相対危険度
＊＊勧告レベル：
　A：積極的に LTBI 治療の検討を行う．
　B：リスク要因が重複した場合に，LTBI 治療の検討を行う．
　C：直ちに治療の考慮は不要．

（日本結核病学会予防医委員会・治療委員会：結核 88：504, 2013）

低体重，喫煙，胃切除などの場合は，リスク要因が重複した場合にLTBI治療の検討をします．
- 医療従事者では，IGRA陽性であっても，最近2年以内に結核患者との接触歴や感染曝露機会がない場合は，LTBI治療は必ずしも必要ではありません．

2）感染診断
- 原則として，IGRAを用います．（接触者健診時の対応は後述します）

3）胸部画像診断
- 活動性結核でないことおよび結核発病後に自然治癒したことを示唆する陳旧性病変の有無を確認することが目的です．
- CTは単純X線検査で描出できない微小病変を検出することがありますが，X線被曝と検査費用を考慮し，LTBI治療開始時に活動性結核を発病している可能性が高い場合に実施します．

4）発病による影響
- 活動性結核を発病した場合，多くの人に感染させる可能性がある職業（学校・幼稚園・保育所などの教職員，医療従事者，社会福祉施設の職員など），および発病によって病状に悪影響が想定される場合（全身状態への悪影響や併用薬との相互作用による治療困難が予想されるなど）には積極的に治療を検討します．

5）副作用出現の可能性
- 患者の病態から，副作用の出現の可能性と発病予防の便益を考慮して，治療適応の是非を判断します．
- INHの服薬で最も問題となる副作用は肝機能障害であり，年齢が高くなるほど増加するので，高齢者では慎重な判断が必要です．

6）治療完了の見込み
- 生活不安定者で治療継続に困難が予想される場合や，治療期間中に途上国などLTBI治療が一般的に実施されていない国・地域に転出することが明らかな場合には，治療中断にならないように十分な配慮が必要です．

5 結核感染のスクリーニング方法

a. インターフェロンγ遊離試験（IGRA）

- IGRA は結核菌特異抗原の刺激によって，T リンパ球からインターフェロンγが遊離されることを利用した感染診断法で，日本では，クォンティフェロン® TB ゴールド（QFT-3G）と T スポット®.*TB*（T-SPOT）が使われています．
- 一般の成人では感度90％程度，特異度97％程度で両者に大きな違いはないとされていますが，HIV 感染をはじめとする免疫が低下する病態，高齢者，免疫抑制作用のある薬剤を使用した場合には感度が低下すると考えられています．
- 判定に際して両者とも「判定保留」があります．QFT-3G での「判定保留」は基本的には陰性ですが，感染リスクが高い場合（例えば，接触者健診で同一集団の陽性率が 15％以上の場合）には「陽性」と同様と解釈して対応します．T-SPOT における「判定保留」は，スポット数が 8 個以上の「陽性」あるいは 4 個以下の「陰性」に比較して，検査の信頼性が低い領域であり，再検査が必要とされています．
- その他，IGRA の使用にあたっての留意点については，日本結核病学会予防委員会による「インターフェロンγ遊離試験使用指針」が参考になります．

b. ツベルクリン反応検査（ツ反）

- 精製ツベルクリン（PPD）を皮内注射して，48 時間後に同部位の発赤径や硬結などを計測することによって感染診断する検査法です．
- PPD は結核菌のみならず，BCG ワクチンや一部の非結核性抗酸菌にも反応するため，日本を含めた BCG 接種が広く行われている国・地域において，ツ反は IGRA に比較して特異度が低いという問題があります．

- BCG 接種歴の有無別および感染性結核患者との接触歴の有無別にみたツ反判定の考え方については，日本結核病学会予防委員会による「今後のツベルクリン反応検査の暫定的技術的基準」(2006 年) が参考になります．

6　接触者健診による LTBI の早期発見と発病予防

- 以下は，平成 26 年 (2014 年) 改訂の「感染症法に基づく結核の接触者健康診断の手引き (改訂第 5 版)」を参考に記述しました．

a．接触者健診の目的と法的根拠

- 結核患者の接触者に対する健康診断 (接触者健診) の目的は，表 2 のとおりです．
- 接触者健診は，感染症法第 15 条に基づく「疫学調査」と同法第 17 条に基づく「健康診断」で構成され，両者とも都道府県知事 (保健所設置市・特別区の首長) に実施権限があります (実際は，知事などの委任を受けた保健所長が実施します)．

表 2　接触者健診の目的

①潜在性結核感染症の発見と進展防止
　結核患者の接触者の中から「潜在性結核感染者」を発見し，その治療により，臨床的特徴の明らかな結核患者 (確定例) への進展を防止する．

②新たな結核患者の早期発見
　接触者の中から，結核患者を (できるだけ非感染性の段階で) 早期発見し，治療に導く．

③感染源・感染経路の探求
　積極的疫学調査と健康診断の結果を組み合わせて分析することにより，結核患者の感染源・感染経路を明らかにする．

[阿彦忠之，石川信克：感染症法に基づく結核の接触者健康診断の手引きとその解説 (平成 26 年改訂版)，結核予防会，東京，2014]

Ⅵ　潜在性結核感染症

- 同法第 17 条による健康診断については，保健所で実施する場合の他，保健所が医療機関に委託して実施する場合があります．健診の事後措置としての精密検査や治療は，医療機関において通常の保険診療扱いで行われます．

b．初発患者の感染性の高さと感染性期間の評価

- 接触者健診の企画にあたっては，健診の発端となった患者（初発患者）の感染性に関する評価が重要です．（→感染性が高いか否か，いつごろから感染性のある状態となったか，などの評価）
- 初発患者の感染性の高さは，喀痰の抗酸菌検査結果を基本に，呼吸器症状や胸部 X 線検査所見なども考慮して判断します．基本的に，「喀痰塗抹陽性」または胸部 X 線検査で「空洞」が認められる場合は「高感染性」と評価しますが，その中でも咳症状が著しい場合は感染拡大の危険が高いことに留意した接触者調査が必要です．
- 患者が接触者に結核を感染させる可能性のある期間を「感染性期間」と呼びます．
- 従前は，患者の咳などの症状出現時期を感染性期間の始期とする方法が基本でした．しかし，高齢結核患者では呼吸器症状のない例が目立つなど，症状出現時期の推定のむずかしい事例が増えていることから，近年の米国 CDC および WHO の考え方を参考に，基本的に「喀痰塗抹陽性例では結核診断日から遡及して 3 ヵ月間」を感染性期間とみなすことが推奨されています．

c．接触者の感染・発病リスクの評価

- 接触者健診の対象者は，感染性の結核患者と接触した者，および感染性の有無にかかわらず初発患者を感染させた可能性のある者です．
- 初発患者が結核を感染させる可能性のある期間（感染性期間）に，空間を共有した者が「接触者」であり，結核感染・発病の危険度に応じて以下のように区分されます．

①ハイリスク接触者：感染した場合には発病リスクが高い，または重症型結核を発症しやすい接触者（例：BCG未接種の乳幼児，免疫抑制要因のある者）
②濃厚接触者：感染性結核患者の感染性期間において，濃密な，高頻度または長期間の接触があった者（例：同居家族や同棲者，狭いまたは換気不良な空間での接触者，不適切な感染防御下で咳やエアロゾルを誘発する医療行為に従事した者）
③非濃厚（通常）接触者：濃厚接触者ほどではないが，接触のあった者

d. 接触者健診の企画に先立つ積極的疫学調査

- 接触者健診の必要性，対象者の範囲や優先度などを検討するために，保健所は感染症法第15条に基づき，患者発生届と医療機関からの患者情報を参考にしながら，初発患者への訪問・面接および家族や関係者に対する聞き取り調査を行います．
- 調査対象者は，「質問または必要な調査に協力するよう努めなければならない」（努力義務）とされています．
- 感染症法を根拠とした保健所への患者情報の提供については，個人情報保護法に基づく（個人情報の）利用制限の適用除外規定が適用されますので，本人の同意が得られない場合でも保健所の調査への協力は可能です．

e. 接触者健診の企画に関する基本的考え方

- 初発患者の感染性の評価として，肺結核や咽頭・喉頭結核の患者については，治療開始前3回の喀痰検査で1回でも塗抹陽性（同定検査でも結核菌群），または胸部画像所見で明らかな空洞を認める場合は「高感染性」と判断します．
- 初発患者の感染性だけでなく，接触側の感染・発病リスクの評価結果も組み合わせて，健診の優先度を決定します．
- 接触者健診は，優先度の高い対象集団から低い対象集団へと「同心円状」に段階的に対象者を拡大します．

f. 接触者健診の実施

1）結核感染のスクリーニング（IGRA，ツ反）

- 結核感染の有無の確認のため，適切な時期に対象者にIGRAを行います．
- 乳幼児でBCG未接種の場合は，ツ反を行います．
- BCG既接種の乳幼児に対しては，IGRAとツ反の同時実施が推奨されています．
- IGRAの適用年齢に上限はないので，とくに「ハイリスク接触者」や「濃厚接触者」などの場合は高齢であっても，IGRAの実施が推奨されています．ただし，日本の高齢者では年齢が高くなるほど過去に結核感染歴を有する者の割合が高くなるため，最近の感染曝露とは関係のないIGRA陽性例の存在に留意して，事後対応を検討する必要があります．
- IGRAの検査時期については，原則として結核患者との最終接触から2〜3ヵ月経過後に行います．ただし，患者との接触期間が長い場合などは，初発患者発生直後にIGRAを行い，「陰性」であれば最終接触から2〜3ヵ月経過後に再度IGRAを行います．
- 最終接触から2〜3ヵ月後に実施したIGRAの結果，感染率がきわめて高い場合（IGRAの陽性率が15％以上など）は，患者との最終接触から6ヵ月後のIGRA再検査の実施が推奨されています．
- IGRA（またはツ反）の結果から「結核感染あり」と判定された場合には，結核発病の有無について検査を行います．発病が否定された場合には，その後の発病のリスクと副作用の可能性のバランスを検討し，治療の有用性が上回ると考えられる場合には，LTBIとして治療を行います．
- 適切な時期に実施されたIGRA検査の結果が陰性であれば，その後の経過観察は，原則として不要です．ただし，陰性であっても同一初発患者の接触者集団において，IGRA陽性率が高い場合（例：対象集団のIGRA陽性率が15％以上の場合）などには胸部X線検査による経過観察が必要です（胸部X線検査の間隔や期間は，接触者のリスク評価による）．

- IGRAの感度は90％程度であることから，検査結果が「陰性」であっても，発病する場合があることを説明し，有症状時（咳が2週間以上続いた場合）に医療機関を必ず受診するように説明します．
- IGRA検査の結果が「判定不可」の場合は，再検査が推奨されています．再検査でも「判定不可」の場合は，胸部X線検査による経過観察とし，検査間隔や期間は，接触者のリスク評価に基づき検討します．

2）胸部X線検査
- 胸部X線画像上陰影が認められるのは，BCG既接種者では感染後4ヵ月以降が大部分です．一方，BCG未接種者や免疫不全者では感染の1〜2ヵ月後に陰影を認めることがあります．
- このため接触者健診では，初発患者の登録直後（〜2ヵ月後）から，IGRA（または乳幼児のツ反）陽性者を対象に胸部X線検査を実施します．
- ただし，対象者に発病を疑わせる症状を認めた場合，過去に結核感染歴や治療歴があるなどの理由でIGRA（ツ反）検査を実施しない場合，あるいは初発患者の登録時点で他の発病患者の存在が心配される場合には，登録直後（〜2ヵ月後）の胸部X線検査が推奨されています．
- 結核の発病は，感染後2年以内であることが多いため，登録直後（〜2ヵ月後）の健診結果で経過観察が必要と判断された者，とくにLTBI治療が必要と診断されたが治療が実施されなかった者，または健診対象集団のIGRA陽性率が高いためIGRA「陰性」でも発病リスクが高いと判断された者には，その後も6ヵ月後や1年後などに胸部X線検査を実施し，発病の有無について慎重に観察を続ける必要があります．

3）喀痰の抗酸菌検査
- 咳や痰などの呼吸器症状を認める者，および胸部X線検査で結核を疑わせる陰影を認めた者には，喀痰の抗酸菌検査（塗抹，培養など）を行います．

Ⅵ　潜在性結核感染症

■ g. 健診の事後措置

- 保健所は，健診結果については速やかに受診者に通知し，精密検査が必要とされた者，感染が強く疑われる者などには医療機関の早期受診を勧めます．
- 健診結果が「異常なし」の者にも，その後に呼吸器症状が出現した場合には，医療機関を早期受診し（結核の接触者健診を受けていたことを主治医に伝えたうえで）診察を受けるよう指導します．

7　LTBI 治療の実際

■ a. 標準的な治療方法と治療期間

- 成人の場合はイソニアジド（INH）を体重あたり 5 mg/kg，小児では 10 mg/kg（最大 300 mg）を 6 ヵ月または 9 ヵ月投与します．
- INH が使えない場合にはリファンピシン（RFP），成人は体重あたり 10 mg/kg，小児は 10〜20 mg/kg（最大 600 mg）を 4 ヵ月または 6 ヵ月投与します．
- アレルギー機序が関与する副反応で，著しく重篤でない場合は減感作療法を試みます．

■ b. 副作用などで変則的な治療と行う場合の留意点

- 治療経過中に副反応などのために，INH から RFP に薬剤変更した場合には

$$\frac{\text{INH の投与日数}}{180} + \frac{\text{RFP の投与日数}}{120} = 1$$

となるように RFP の投与日数を設定します．
- 服薬が不規則になった場合には，規定の服薬日数の 2 倍以内に予定投与量を服用できれば，効果が得られると考えられます．
- 減感作療法を行った場合において，投与量を減量した期間は投与日数に含めません．

c. 治療対象者への説明と服薬支援

- LTBI は結核に感染しているものの症状や画像所見に乏しいため，治療対象者の病識が十分でない場合があり，脱落・中断が起こりやすいとされています．このため，発病の危険と副作用などに関する健康教育が必要です．
- LTBI 治療対象者は感染症法に基づく届出対象になっており，保健所の服薬支援の対象になっています．外来治療中に服薬中断や外来受診がなかった場合には，保健所に連絡すると，保健師などが訪問などで服薬の確認をします．

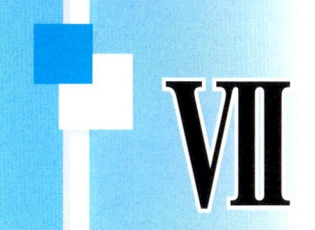

VII 医療従事者への結核対策

1 医療従事者の感染対策

a. 現在院内感染事例は多発しているのでしょうか

- 結核院内感染事例の報告については，厚生労働省健康局結核感染症課による調査では，件数は上下しており傾向はつかめません（図1）．
- 2011年の19件の報告中，確定例が3名を超えた報告は7件あり，結核への油断が結核集団感染を招く可能性は，現在でも続いているとい

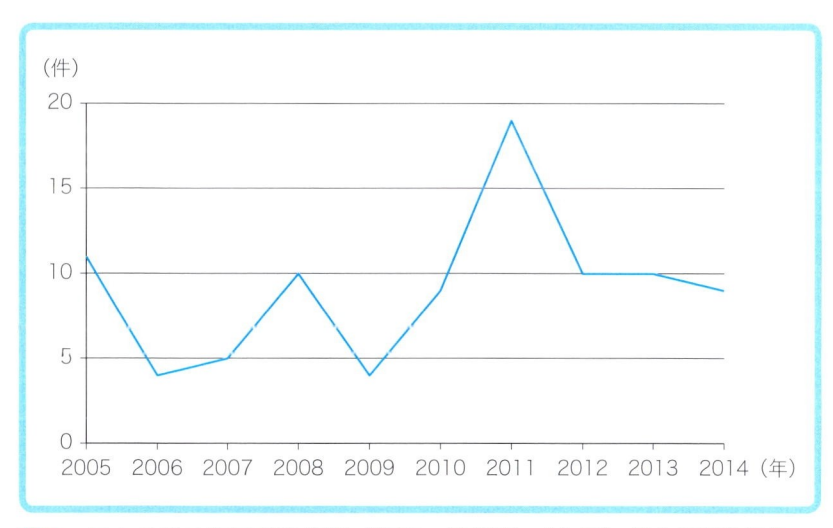

図1　日本の結核集団感染事例［病院，診療所，（介護）老人保健施設］
［厚生労働省ホームページ：第六回厚生科学審議会結核部会資料（参考資料8）より作成（http://www.mhlw.go.jp/stf/shingi2/0000098510.html）］

えましょう.
- 医療従事者の結核感染リスクは一般の方より高率であり，相対危険度では 2004 年では女性看護師 4.3，男性看護師 3.8 と報告されています．医療従事者は自身で感染予防を実施する必要があります．

b. 院内感染対策のために何を計画していけばよいのでしょうか

- 多様な感染症に対して医療機関は対応する必要があります．標準感染予防策を基本として，感染経路別のすべての対策を院内で実施していく必要があります．
- 空気感染にて感染が拡大する結核の場合は，患者が発生した場合には，①早期診断，②早期に感染性の有無を確認，③適切な治療選択（転院も含む），④事後処置（接触者健診），また通常からの備えとして，①労働衛生管理として定期検診の実施とその事後措置，②あらゆる感染に対策可能な環境整備および個人防御の教育，を行う必要があります．
- また，日本結核病学会や行政は，結核対策への啓発を続けていく必要があります．

2 医療機関における感染対策

a. 医療機関において感染防止対策を行う組織

- 院内感染対策を行う組織をつくり，柔軟に活動し，最新の知識を持って活動しなければなりません．
- 病院では院内感染防止対策委員会，感染制御チーム（infection control team：ICT）の設置が必須で，infection control doctor（ICD），infection control nurse（ICN）だけでなく，各職域からの代表者の参加が望まれます．
- 常に入院患者の動向に注意し，各医師から相談しやすい窓口を持つ必要があります．

- 診療所や施設では医師が感染対策について常に関心を有し，就労している看護師などにも学ぶ機会を設けていく必要があります．

b．結核院内感染を起こす可能性が増す場合
- 結核，とくに感染性を有する呼吸器系結核（肺，喉頭，気管，気管支）の場合，早期の診断が必須です．
- 呼吸器症状を 2 週間以上継続している患者の早期の動線を変えた診療が必要です．
- 入院中の場合は，「喀痰抗酸菌検査をする」ことをおそれてはならないと考えます．

3　組織的な対策

a．結核院内感染対策における施設内の具体的な動き
- ICT の院内ラウンドで院内状況を確認し，不明な点は主治医に早期対応を要請します．
- その情報が常に院内感染対策委員会に報告され，各領域に伝えられるように整備します．

b．職員の健康管理
- 就労時，結核感染の有無を検査し［インターフェロン γ 遊離試験（IGRA）の施行］，記録し，最近の感染が疑われれば潜在性結核感染症として治療を行います．
- 治療を行わない場合は健康教育を行い，有症状時の受診の指導，2 年間は半年ごとに画像検査を行っていきます．
- 最近の感染が疑われなければ，健康教育と定期健診受診，有症状受診を勧めます．
- 患者発生後の接触者健診は保健所との協議が前提となります．病院独自で進めず，健診実施範囲の決定，健診内容を検討します．

4 環境上の感染対策（作業環境管理）

a. 病棟あるいは病床単位の空気感染対策
- 病棟・病床単位の空調設備を考える必要があります．
- 基本は空調設備は専用とし，施設の空気が1時間あたり12回程度換気することが望ましく，空気を再循環使用する場合はHEPAフィルター（high efficiency particulate air filter）を通す必要があります．
- HEPAフィルターとは乾式の使い捨てフィルターで0.3 μmエアロゾルを99.97％捕捉できます．
- 病棟単位での空調管理では，診察室，処置室，ナースステーションは陽圧とし，とくにナースステーションは，勤務者がN95マスクを外すことが可能であるよう，圧差維持に注意することが重要です．
- 一般病棟内に隔離用個室を設置する場合は，他区域への空気の流出を防ぐため前室を設け，前室と一般区域間では前室が陰圧となるよう圧格差を持たせ独立空調とすることが必須です．

b. 検体の取り扱い
- 患者が喀痰を喀出する場所は陰圧を保った個室でなければなりません．
- 検査室では処理をする際，バイオセーフティレベル（BSL）3以上を確保し，検査室内を陰圧とすべきです．
- 手術検体を迅速診断し結核が疑われた場合は，手術室で標本を処理せず，陰圧の検査室で行うべきです．
- 病理解剖室も同様に陰圧とする必要があります．

c. 注意すべき院内業務
- 患者の咳嗽を招く処置（ネブライザー，気管支鏡，内視鏡）の場合，他領域への室内気流出は防がねばなりません．
- 長時間同じ場所にとどまる検査（MRI，CT，RIなど）は，患者に結核の可能性がある場合には最後の検査とし，空気清浄器や室内換気を

5 個人が行う感染対策（作業管理）

行う必要があります．

5　個人が行う感染対策（作業管理）

a．標準予防策の徹底
- 標準予防策の基本は，流水とせっけんによる頻回の手洗いと擦式消毒薬の頻用です．感染症の診療を行うときは，とくに標準予防策を遵守しましょう．

b．N95 マスクの着用
- 結核は飛沫核感染により結核菌を含む空気で感染するため，標準予防策に空気予防策を加えます．
- 結核感染の可能性がある患者に医療を行うときは N95 マスクを着用します．
- N95 マスクの使用にあたっては，定期的にフィットテストを行って，正しい使用法を習得しておく必要があります．
- また，着用ごとに手でマスクを覆って息が漏れていないかを確認するユーザーシールチェックを行って適正に着用されているか確認します．

c．予防衣・手袋の着用
- ガウン，手袋は接触感染の予防策に用います．
- 結核患者の診療では，ガウンの着用は必須ではありません．
- 標準予防策では，感染源となる体液，血液，喀痰などを取り扱うときに，汚染されるリスクに応じてガウン，手袋，フェイスシールドを用います．
- 喀痰採取を含め，結核菌あるいはそれを含む臨床材料を取り扱うときなどは，汚染されるリスクに応じてガウン，手袋，フェイスシールドを着用しましょう．

d. 喀痰採取と検体処理

- 結核患者の喀痰採取には専用室か採痰ブースを用います．
- 密閉容器のキャップの開封，検体の磨砕，振盪，ピペットの操作などではエアロゾルが発生する危険が高まります．
- エアロゾルが乾燥すると，飛散した菌が気流に乗り，他の区域で勤務する職員が感染する危険もあります．
- 安全キャビネット中で操作を行うと，感染の危険を低減できます．

6 結核患者が発生したときの対応

a. 患者情報の共有と患者発生届の提出

- 結核患者が発生したときは，速やかに感染対策部門に報告します．
- 感染対策責任者は関連する部署に患者情報を伝え，各部署での感染リスクを評価します．
- 診断した医師は感染症法第12条に定められたとおり，直ちに患者発生届を保健所に提出します．
- 肺外結核の場合は，結核性リンパ節炎や結核性慢性膿胸で瘻孔を生じて膿汁が排出されているような感染リスクの高い症例を除いて，一般病棟において標準予防策で診療できます．
- この場合も直ちに患者発生届を保健所に提出します．

b. 院内における初動

- 結核病床がない場合は転院先を決定します．
- 医学的理由などで転院できない場合には，保健所と相談のうえ個室に収容し，空気が廊下に漏出しないように換気を調整します．
- 抗結核薬の使用は排菌量を減少させるので，直ちに開始します．
- この場合は感染症法第42条の規定によって，公費負担の対象となることがあります．

c. 接触者健診
1）職員などの接触者健診
- 感染対策責任者は，院内感染のリスクについて保健所と協議し，結核感染対策上の措置を検討します．
- 措置の要否・範囲・方法・時期は感染のリスクに応じて決められます．
- 初発患者が喀痰検査で塗抹陽性またはそれに相当する感染性があると判断された場合には，接触者に最終接触後おおむね2〜3ヵ月後にIGRAを実施します．
- 雇い入れ時のIGRA記録がない者で，最終接触から2週間などと期間が短い場合には，直ちにIGRAを実施することによりベースラインの代用とすることも可能です．

2）事後措置
- それまで結核未感染と考えられていた者が，接触者健診でIGRA陽性になった場合は，LTBIの治療対象とします．
- 過去のIGRA成績が不明で結核やLTBIの治療歴のない者に対しても，IGRA陽性であれば治療を勧めます．
- 接触者検診の後は，必ず定期健診を受診することを確認し，微熱や咳嗽，全身倦怠などが続く場合は胸部X線写真などで結核が発症していないか確認するように指導します．

7　気管支鏡検査時の感染対策

a. 気管支鏡検査時の注意
- 気管支鏡検査は，サージカルマスク，ガウン，フェイスシールドの飛沫感染予防策により行われることが推奨されています．
- 結核患者での気管支鏡検査では，飛散させる結核菌の量はきわめて多く結核感染の危険性が高いと考えられています．
- したがって，結核が疑われる場合はN95マスクによる予防が必要です．

VII 医療従事者への結核対策

- 気管支鏡検査前に肺結核が疑われる症例では喀痰検査を施行します．
- IGRA が参考になる場合もありますが，検査法の特性をよく理解して結果を判断することが重要です．
- 結核の可能性が疑われる症例に気管支鏡検査を行うときは，換気がよく閉鎖できる検査室で行います．
- 室内空気圧を外部に対して陰圧とした専用室が望ましいとされています．また，検査の順番は最後にします．

b. 気管支鏡の消毒

- 気管支鏡の消毒は，自動洗浄消毒機で指定の消毒液を用いて行います．
- 消毒液は，過酢酸製剤（アセサイド® 6％消毒液），2％グルタラール（ステリハイド®），0.55％フタラール（ディスオーパ®）が用いられます．
- グルタラール，フタラールは皮膚や気道，眼に刺激症状を起こすため，マスク，ゴーグル，ガウンの着用とともに，洗浄室の適切な換気が必要です．
- 過酢酸製剤にも刺激性があり，同様の注意が必要です．
- しかし，過酢酸製剤の殺微生物作用は強力で，芽胞に対してもグルタラールよりも即効性があると報告されています．現在は，効果と安全性から過酢酸製剤が普及しています（表1）．
- 気管支鏡は定期的な保守が必要で，とくに破損や先端のひび割れがないかを確認します．

表1 アセサイド® 6％消毒液の作用時間と有効な微生物

作用時間	一般細菌	ウイルス	抗酸菌	芽胞
5分	○	○	○	△[注1]
10分	○	○	○	○

[注1] 高度に汚染されている場合，生残することがある．

8 救急診療における感染対策

- 救急部門や外来部門は，多くの者が結核患者と接触する可能性があるので，感染防止対策はとくに重視されなければなりません．
- 咳嗽のある患者や結核のリスクが高そうな患者には，サージカルマスクを着用させます．
- また，診察順を早くして，他の外来患者のそばで長く待たせることは避けます．
- 救命処置が必要な場合は，人工呼吸や気管挿管などの処置で大量の排菌に曝される危険が高いため，結核感染に対するリスク管理を日頃から確認しておくことが重要です．
- 飛沫核感染予防にはN95マスクだけが有効なので，危険を感じたらためらわずにスタッフに着用を指示するように心がけます．
- 救急部門での胸部画像診断だけでは確実な結核の診断がむずかしいので，非典型的な胸部陰影の場合でも結核を考えて感染防御するように心がけます．

参考文献

I 結核の現状
- World Health Organization（WHO）：Global tuberculosis control：WHO report 2014, WHO/HTM/TB/2014.08. Geneva, 2014
- WHO：The End TB Strategy WHO/HTM/TB/2015.19. Geneva, 2015
- 日本結核病学会予防委員会・治療委員会：潜在性結核感染症治療指針．結核 **88**：497-512，2013
- 療研細菌科会：結核菌の薬剤感受性状況に関する研究．結核療法研究協議会平成23年度報告書，2012
- 森 亨（監修）：平成25年改訂現場で役に立つ直接BCG接種の手引き，結核予防会，東京，2013
- ストップ結核パートナーシップ日本：改定版ストップ結核ジャパンアクションプラン［http://www.stoptb.jp/dcms_media/other/stop.pdf］（2016/2）

III 結核菌検査
- 日本結核病学会抗酸菌検査法検討委員会（編）：結核菌検査指針2007．結核予防会，東京，2007

IV 結核患者の管理
- 阿彦忠之，石川信克：感染症法に基づく結核の接触者健康診断の手引きとその解説．結核予防会，東京，平成26年改訂版，p11-70，2007
- 日本結核病学会治療委員会：地域連携クリニカルパスを用いた結核の地域医療連携のための指針．結核 **88**：687-693，2013
- 日本結核病学会エキスパート委員会（旧保健・看護委員会）：院内DOTSガイドライン（改訂第2版）．結核 **90**：523-526，2015
- 日本結核病学会エキスパート委員会：地域DOTSを円滑に進めるための指針．結核 **90**：527-530，2015

V 結核の治療
- 四元秀毅，倉島篤行：結核 Up to Date 結核症＋非結核性抗酸菌症＋肺アスペルギルス症．南江堂，東京，改訂第3版，p83-89，2013
- 日本結核病学会教育委員会：結核症の基礎知識（改訂第4版）．結核 **89**(4)：4，2014
- 徳永 修：結核の診断と治療．小児臨床 **65**(6)：1131-1140，2012
- 日本結核病学会治療委員会：肝，腎障害時の抗結核薬の使用についての見

参考文献

解．結核 **61**：53-54，1986
- 日本結核病学会治療委員会：抗結核薬使用中の肝障害への対応について．結核 **82**(2)：115-118，2007

Ⅵ 潜在性結核感染症

- American Thoracic Society (ATS), Centers for Disease Control and Prevention (CDC)：Targeted tuberculin testing and treatment of latent tuberculosis infection. Am J Respir Crit Care Med **161**：S221-S247, 2000
- 日本結核病学会予防委員会・治療委員会：潜在性結核感染症治療指針．結核 **88**：497-512，2013
- 日本結核病学会予防委員会：インターフェロンγ遊離試験使用指針．結核 **89**：717-725，2014
- 日本結核病学会予防委員会：今後のツベルクリン反応検査の暫定的技術的基準．結核 **81**：387-391，2006
- 日本結核病学会予防委員会：医療施設内結核感染対策について．結核 **85**：477-481，2010
- 阿彦忠之，石川信克：感染症法に基づく結核の接触者健康診断の手引きとその解説．結核予防会，東京，平成26年改訂版，2014

Ⅶ 医療従事者への結核対策

- 厚生労働省健康局結核感染症課結核対策係長事務連絡［http://www.mhlw.go.jp/seisakunitsuite/bunya/kenkou_iryou/kenkou/kekkaku-kansenshou03/dl/renraku.pdf］（2016/4）
- 大森正子ほか：職場の結核の疫学的動向—看護師の結核発病リスクの検討．結核 **82**：85-93，2007
- Sehulster L, Chinn RYW：Guidelines for environmental infection control in health-care facilities Recommendations of CDC and the Healthcare Infection Control Practices Advisory Committee (HICPAC), MMWR Recomm Rep **52**：1-42, 2003
- Centers for Disease Control and Prevention：Guidelines for preventing the transmission of mycobacterium tuberculosis in health-care settings 2005. MMWR Recomm Rep **54**：36-38, 2005
- 筧 敦夫（分担研究者）：結核を想定した感染症指定医療機関の施設基準に関する研究．平成20年度厚生労働科学研究費補助金（新興・再興感染症研究事業）—我が国における一類感染症の患者発生時の臨床的対応に関する研究［http://www.ns.kogakuin.ac.jp/~wwd1054/2008kekkaku.pdf］（2016/2）
- 加藤誠也（研究代表者）：結核院内（施設内）感染対策の手引き 平成26年度版．厚生労働省インフルエンザ等新興再興感染症研究事業「結核の革新的

な診断・治療及び対策の強化に関する研究」［http://www.mhlw.go.jp/file/05-Shingikai-10601000-Daijinkanboukouseikagakuka-Kouseikagakuka/0000046630.pdf］（2016/4）
- 地方医務局長協議会：国立病院・療養所結核院内感染防止のための指針［http://icnet.umin.ac.jp/other/tuberc.htm］（2016/4）
- 国公立大学附属病院感染対策協議会（編）：病院感染対策ガイドライン，じほう，東京，改訂第 2 版，2015
- 日本呼吸器内視鏡学会安全対策委員会（編）：手引き書—呼吸器内視鏡診療を安全に行うために—，(Ver. 3.0) 2013 年 4 月改訂［http://www.jsre.org/medical/1304_tebiki.html］（2016/4）

索 引

■ 欧 文 ■

A
active surveillance *55*
adenosine deaminase（ADA） *26*

B
BCG 接種 *5*

D
DDH マイコバクテリア法 *42*
directly observed treatment, short-course（DOTS） *1, 6, 62-66*
DNA プローブ「FR」-MTD *48*
DNA プローブ法 *42*

H
high resolution CT（HRCT） *22*

I
INAF プローブ *49*
infection control team（ICT） *96*
interferon-γ release assay（IGRA） *86*

L
Loopamp® 結核菌群検出試薬キット *49*

M
MIC 法 *46*
Mycobacteria Growth Indicator Tube（MGIT）システム *40*

N
N95 マスク *99*

P
persister *9*

Q
QFT-3G *86*

R
Rasmüssen's aneurysm *13*

T
transcription reverse transcription concerted reaction（TRC）法 *49*
transtracheal aspiration（TTA） *26*
TRC Rapid M. TB *49*
TRCReady® MTB *49*
tree-in-bud appearance *20, 22*
T スポット® TB *86*

Z
Ziehl-Neelsen（Z-N）法 *39*

■ 和 文 ■

あ
アキュプローブ法 *42*
アセサイド® *102*

い
医学的リスク集団 *3*
イソニアジド *67, 68, 73, 92*
一次結核症 *9*
一次抗結核薬 *68, 78*

109

索　引

易疲労感　12
陰圧　98
インターフェロンγ遊離試験　86
院内DOTS　63
院内感染事例　95

え

液体培地　40
エタンブトール　68, 70
エチオナミド　68
エンビオマイシン　68

お

小川培地　40

か

開胸肺生検　27
外国人結核　5
咳嗽　13
化学予防　82
核酸増幅法　42
　　──検査　48
喀痰　13, 36
　　──結核菌検査　24
　　──採取　100
過酢酸製剤　102
画像所見　14, 21
画像診断　14
学会分類　14
喀血　13
カナマイシン　68
肝疾患　76
肝障害　71
眼症状　12
関節結核　32, 33
感染症診査協議会　60

感染症法　5
感染性期間　88
感染制御チーム　96
感染性の高さ　88
寒天培地　40
乾酪性肺炎　18

き

気管・気管支結核　33
気管支鏡検査　26, 101
気管支鏡検体　37
気管支鏡の汚染　27
気管支鏡の消毒　102
気胸　13
木の芽サイン　22
キャピリアTB法　42
胸腔鏡検査　27
胸腔穿刺　27
胸水　23
胸痛　13
胸膜生検　27
胸膜痛　13

く

空気感染　9, 96
空調設備　98
クォンティフェロン®TBゴールド　86

け

経気管吸引法　26
蛍光法　39
頸部リンパ節結核　31
外科的胸腔鏡下肺生検　27
外科療法　74
結核緊急事態宣言　5
結核菌群抗原定性法　42

結核菌検査　24, 35
結核死亡率　2
結核性胸膜炎　31
結核性心膜炎　31
結核性髄膜炎　30
結核性膿胸　31
結核性肺炎　18
結核発病のリスク要因　83
結核罹患率　2
血球減少　71
結節影　21
結節性紅斑　12
血痰　13
減感作療法　92
検体処理　100

こ

抗結核薬　68, 78
抗酸菌検査　35
喉頭結核　31
高尿酸血症　71
公費負担制度　59
高分解能CT　22
高齢化　3
呼吸器症状　12
呼吸困難　13
骨結核　32
コッホ現象　5
コバス® TaqMan® MAI　48
コバス® TaqMan® MTB　48

さ

サイクロセリン　68
最小発育阻止濃度　46
作業環境管理　98
作業管理　99

し

ジーンキューブ® MTB　49
視神経障害　73
持続生残菌　9
就業制限　57
集団感染　4, 95
小水疱性結膜炎　12
小児型結核症　9
小児における結核　75
情報収集　55, 56
小粒状影　20, 22
初感染　9
　──型結核症　9
初期変化群　9
食欲不振　12
腎機能障害　73
人工透析　77
腎疾患　76
浸潤影　22
診断の遅れ　24
塵肺結核　76
腎不全　77

す

ストップ結核ジャパンアクションプラン　6
ストレプトマイシン　68, 70

せ

成人型肺結核症　9
脊椎カリエス　32
積極的疫学調査　5, 55, 89
接触者健診　87, 101
接触者の感染・発病リスク　88
潜在性結核感染症（LTBI）　6, 78, 81
全身倦怠感　12

索　引

そ

粟粒結核　19, 33

た

退院基準　57
体重減少　12
耐性機序　45
耐性結核　43
　――菌　45
多剤耐性結核　4, 67, 74

ち

地域DOTS　63
チール・ネルゼン法　39
聴力・平衡機能障害　71
直接観察下短期化学療法（DOTS）
　1, 6, 62-66
直接服薬確認療法（DOT）　62, 67
治療支援　60
治療的診断　25

つ

ツベルクリン反応検査　86

て

デインジャー職種　5
デラマニド　68

と

盗汗　12
同定検査　41
糖尿病　76
届出基準　54
届出義務　53
塗抹検査　38

な

内因性再燃　9

に

二次結核症　9
二次抗結核薬　68, 78
日本結核病学会病型分類　14
日本版DOTS　6, 62, 63
入院勧告　57
入院基準　57
妊婦における結核　75

ね

寝汗　12
粘液性痰　13

の

脳結核　30
濃厚接触者　89
膿性痰　13

は

肺外結核　29, 74
肺門（縦隔）リンパ節腫脹　22
培養検査　40
ハイリスクグループ　28
ハイリスク者　28
ハイリスク接触者　89
バクテック™ MGIT™ 960 AST　47
発生届　53
発熱　12
パラアミノサリチル酸　68
判定保留　86

ひ

比較読影　23

112

非広汎空洞型　17
皮疹　71
皮膚症状　12
飛沫核感染　9
びまん性粒状影　22
標準治療　68
　　──が行えないとき　70
ピラジナミド　68, 69
比率法　45

ふ
副作用　71
副腎皮質ステロイド薬　74
服薬支援　93
不明熱　12
分子疫学的調査　56
分枝状陰影　20, 22

ほ
保健指導　60
保健所　54, 60

ま
マイクロプレートハイブリダイゼーション法　42
末梢神経障害　71
慢性の咳　13

慢性肺結核症　9

む
無気肺　23
無症状病原体保有者　54, 83

も
モキシフロキサシン　68

や
薬剤感受性試験　43
薬剤耐性　44
　　──結核　4

ら
ラスミュッセン動脈瘤　13
卵培地　40

り
リスクファクター　28
リファブチン　68
リファンピシン　67, 68, 73, 92
流注膿瘍　32

れ
レボフロキサシン　68

実地医家のための結核診療の手引き

2016 年 6 月 5 日　発行

編集者　日本結核病学会
発行者　小立鉦彦
発行所　株式会社　南江堂
　　　〒113-8410　東京都文京区本郷三丁目42番6号
　　　☎（出版）03-3811-7236　（営業）03-3811-7239
　　　ホームページ http://www.nankodo.co.jp/
　　　　　　　　　　印刷・製本　三報社印刷
　　　　　　　　　　装丁　土屋みづほ

Handbook of Tuberculosis for Clinical Practice
© The Japanese Society for Tuberculosis, 2016

定価は表紙に表示してあります．
落丁・乱丁の場合はお取り替えいたします．

Printed and Bound in Japan
ISBN978-4-524-25975-5

本書の無断複写を禁じます．

|JCOPY|〈（社）出版者著作権管理機構　委託出版物〉

本書の無断複写は，著作権法上での例外を除き，禁じられています．複写される場合は，そのつど事前に，（社）出版者著作権管理機構（TEL 03-3513-6969，FAX 03-3513-6979，e-mail: info@jcopy.or.jp）の許諾を得てください．

本書をスキャン，デジタルデータ化するなどの複製を無許諾で行う行為は，著作権法上での限られた例外（「私的使用のための複製」など）を除き禁じられています．大学，病院，企業などにおいて，内部的に業務上使用する目的で上記の行為を行うことは私的使用には該当せず違法です．また私的使用のためであっても，代行業者等の第三者に依頼して上記の行為を行うことは違法です．